JOURNAL D'UN SEIN

Pour Mary et Claude,

en leur souhaitant de faire du saucisson de [illegible] leur unique médicament.

Avec plein de baisers,

[illegible]

Novembre 2000

Texte de Béatrice MAILLARD-CHAULIN

Équipe éditoriale dirigée par Gilbert TROMPAS
Sélection du manuscrit : Dominique ROULET
Lecteur-correcteur : Sandrine ROYER
Mise en page : Claude FOUBERT / Éditions SPIRALES
Texte de quatrième de couverture : Jean-Claude VEY
Conception de la couverture : Éric DUDAN / FAST
Illustration : Picasso, *Le Rêve* 1932. © Succession Picasso 1999
Cliché Giraudon.

Tous nos remerciements à PICASSO ADMINISTRATION pour l'autorisation de reproduire le tableau de Pablo Picasso,

ainsi qu'a toutes celles et tout ceux, trop nombreux pour les citer, qui nous ont fait bénéficier de leur expérience et leurs conseils tout au long de la réalisation de cet ouvrage.

Catalogage Electre-bibliographie

MAILLARD-CHAULIN Béatrice, préface de Jean-Claude KILLY.
JOURNAL D'UN SEIN - Orléans : **CORSAIRE**, 1999.
ISBN 2-910475-25-5

RAMEAU :	Sein, cancer, récits personnels, aspect psychologique, cancéreux, France, biographies.
DEWEY :	616.4 : Maladies, malades, histoires de cas. 616.77 : Maladies, tumeurs.

BÉATRICE MAILLARD-CHAULIN

JOURNAL D'UN SEIN

Préface de Jean-Claude Killy

CORSAIRE
ÉDITIONS

À François, à Garrus,
à toute l'équipe de l'Institut Curie,
à mon petit doigt.

PRÉFACE

« Il y a quand même une chose qui compte dans la vie, c'est de ne pas être battu. »

André Malraux

Il faut lire ce livre.

En 1981, Michel Barnier et moi-même décidons d'obtenir la venue des Jeux Olympiques en Savoie, et en 1992, neuf ans plus tard, avec vingt-quatre mille autres, nous organisons effectivement les Jeux Olympiques en Savoie.

Parmi ces vingt-quatre mille personnes, il y a Béatrice Maillard !

Être reconnue parmi un si grand nombre, ce n'est déjà pas si facile à faire !

Béatrice est une belle personne, mais surtout « inimpressionnable ». Ce mot n'est pas dans le dictionnaire et, donc, je me permets de le lui offrir, car il lui va bien. Elle l'a été pendant ce travail d'Hercule. Aujourd'hui, elle écrit le livre de la lutte contre un adversaire invisible, en le traitant avec des armes bien à elle, qu'il ne connaît pas vraiment, il sera surpris.

Ce qui la contrarie en ce moment[1] est beaucoup plus délicat que de réussir des Jeux Olympiques et, là, elle devrait me reconnaître « dans le texte », j'ai envie de lui dire, pas à elle, Béatrice, mais au cancer qui l'occupe aujourd'hui : « Fais gaffe, toi, car c'est une coriace. Elle possède des armes que tu ne connais pas bien ».

L'humour, bien sûr, qui sait faire beaucoup, voire presque tout (je l'ai vu déplacer des montagnes), la générosité, l'écoute et l'aide aux autres, la féminité et puis l'Amour. L'amour de la vie (pas de raison que ça s'arrête). L'amour du combat, « il existe ce combat, je m'en occupe » (du Maillard dans le texte).

J'écris cette préface avec le sentiment de faire partie du commando qui, de près ou de loin, forme sa garde rapprochée et qui lui permet, à cette Béatrice que nous aimons jours après jours, que ceux-ci soient bons ou moins bons, de construire l'avenir.

Tout cela est dans ce drôle de livre drôle, où les larmes, lorsqu'elles coulent, sèchent toujours sur des lèvres rieuses. Vraiment, je vous demande de le lire. C'est une leçon parfaitement inhabituelle pour un somptueux combat.

Béatrice, il ne faut rien faire comme les autres, n'est-ce pas ?

Je vous embrasse,
Jean-Claude

---

[1] *Note de l'éditeur : Pour Béatrice, le combat continue. Le cancer est, malheureusement, une maladie dont on n'est jamais sûr d'être totalement guéri.*

Samedi 2 décembre, 10 heures

« En descendant, n'oublie pas la poubelle ! »

Dehors, il fait moche. François est allé promener Garrus et, moi, je suis toujours sous la couette. François, c'est l'homme de ma vie (et incidemment mon sauveur). Garrus, c'est son fidèle husky. Lors de notre rencontre, tous deux formaient un lot indissociable, alors j'ai adopté les deux. Pour tout dire, je n'ai jamais vraiment été fana des toutous. Mon truc, c'est plutôt les chats. Mais le couple paraissait vraiment très soudé et j'ai décidé que, tout compte fait, le husky était très proche du chat. Quelque chose entre le minou et le gros nounours. Après tout, ce qui compte, c'est l'idée qu'on s'en fait.

11 heures, Retour de promenade. Garrus, tout crotté, va s'effondrer sur la moquette (blanc très cassé) du salon. François, lui, s'effondre sous la couette encore chaude puisque je suis toujours en train de la chauffer. C'est le moment rêvé pour un gros câlin langoureux. « On va se gêner ! », comme dirait ma copine Josiane. Le bonheur à l'état pur. Le week-end démarre sous de bons auspices.

Lui : Dis donc, t'aurais pas comme une bouboule au sein gauche ?

Moi : Ne t'inquiète pas, mon minou, j'ai toujours eu des bouboules plein les lolos. C'est de naissance.

Lui : Oui, peut-être, mais j'ai l'impression que celle-là, elle n'est pas comme les autres.

Moi : Qu'est-ce qui te fait dire ça ?

Lui : Tu devrais aller montrer ça à ta gynéco. On ne sait jamais.

Fin de la séance dodo. Il est temps de penser au déjeuner. Ce n'est pas parce qu'il fait mauvais dehors qu'il faut se laisser abattre. François et moi avons ceci en commun : nous sommes ce qu'on appelle des bons vivants. Qu'il s'agisse de câlins ou de bonnes bouffes, pas la peine de nous supplier. Bref, on aime bien rigoler et ça se sait, à voir le taux de fréquentation de l'établissement. D'ailleurs, ce soir, on ne va pas changer les habitudes. Il y a des papillotes au programme. J'en prépare une bonne quantité. Je n'ai pas vécu la guerre mais j'ai dû subir des privations dans une vie antérieure. J'ai probablement peur de manquer, ce qui provoque chez moi une absence totale du sens des proportions. Le pire, c'est le riz. J'en fais pour un régiment. Même Garrus, qui est pourtant un amour, n'arrive pas à venir à bout de mes généreuses platées. Ce soir, comme d'habitude, l'ambiance est à la rigolade. François nous a concocté une petite tarte normande à sa façon. Quelque chose de très léger à base de pâte feuilletée au beurre, de pommes, de sucre, de crème fraîche, de calva et je me demande si ce soir-là il n'avait pas, en outre, ajouté quelques noix. Quelque chose qui vous tombe sur les hanches avec un bruit mat et qui y reste pour l'éternité.

Encore une de ces soirées comme on les aime. Rien de très compliqué, mais qu'est-ce qu'on les apprécie ! Il faut dire que l'appartement dans lequel nous vivons se prête aisément à ce genre de rendez-vous. Notre palace est centré tout entier sur une pièce principale qui s'avère être la cuisine/salle à manger. C'est certainement révélateur de notre style de vie. Toujours est-il que cette disposition procure un gros avantage : elle permet à celui ou à celle qui est aux fourneaux de pouvoir entendre tous les potins qui pourraient être racontés autour de la table du dîner. On ne se sent pas exclu. On est ainsi au courant des dernières aventures de Mme X avec M. Y, du fils caché de M. Z. Depuis les révélations sur la vie « familiale » de notre défunt Président, la chose est très à la mode. On n'arrête pas de découvrir des deuxièmes vies dans tous les coins. De l'importance d'avoir les fourneaux à proximité des invités. C'est vital !

Il est 1 heure du matin, les copains sont partis et c'est l'heure du démaquillage (en ce qui me concerne). Devant la glace de la salle de bains me revient cette idée de bouboule du matin. J'ai beau tripoter mon sein gauche dans tous les sens, je ne sens rien qui se démarque des bouboules habituelles. Mes lolos ont toujours été pour moi un problème. Je rêvais d'être blonde, grande, mince, pourquoi pas à la limite de la maigreur, avec des tout petits lolos pointés vers le ciel. Je suis née et devenue « petite brune », bien ronde (mais ferme quand même !) avec des GROS lolos bien lourds. Les fées n'avaient pas du recevoir mes vœux à temps. Certainement un problème postal. Mon adolescence a été émaillée de « eh ! bien, ma chérie, il y a du monde au balcon » ou bien encore « on voit que tu ne tiens pas de ta mère (qui, elle, a deux lentilles sur une plaque de tôle), la nature t'a bien gâtée ». Ça, pour sûr, on peut dire que la nature m'avait bien gâtée, elle m'avait même complètement gâté la vie. J'ai dû attendre mes premiers émois amoureux pour comprendre que finalement, en m'organisant convenablement, je pourrais peut-être tourner les choses à mon avantage. J'ai donc fait l'inventaire de ce que les fées m'avaient (généreusement ?) donné et j'ai choisi de capitaliser sur les avantages exploitables, à savoir yeux bleus, neurones à peu près en état de marche, lolos semblant intéresser les hommes qui m'approchaient et qui pourraient, à l'occasion, se révéler d'excellents flotteurs en cas de tempête. Cannoise d'origine, j'ai passé une bonne part de mon adolescence dans l'eau (beaucoup trop de l'avis de mes profs !), d'où l'importance des flotteurs. La stratégie mise en place s'est avérée plutôt payante et je ne m'en plains pas. Je peux maintenant témoigner, avec le recul du temps, que les petites brunes pétillantes ont encore une place dans notre société, oui, madame !

Mais revenons à la salle de bains. Ma chasse à la bouboule s'avérant totalement infructueuse, je décide d'aller rejoindre François au dodo.

Demain sera un autre jour.

Dimanche 3 décembre, 10 heures

François revient à la charge avec la bouboule. Il dit qu'il la sent lorsque je suis allongée d'une certaine façon. S'ensuivent tout un tas de contorsions dont j'oublierai le détail. Le lit a du mal à s'en remettre mais moi, j'ai enfin trouvé LA bouboule. Il a raison le bougre, elle est différente des autres. Cela doit être parce qu'elle s'est fossilisée, avec le temps... un vestige antique, témoin de ma vie agitée.

Lui : Tu devrais aller montrer « ça » à ta gynéco.

Moi : *(Secrètement, je pense plutôt faire appel à un archéologue.)* T'as raison, mon minou. Demain, je l'appelle *(sur le mode, demain on rase gratis)*.

Lui : Tu ne devrais pas plaisanter avec ça. On ne sait jamais.

L'avenir m'apprendra qu'il a dû passer, avant de me rencontrer, un BTS de médium ou quelque chose d'approchant.

Lundi 4 décembre, 8 h 30

On attaque la semaine de bonne heure, de bonne humeur. Ma gentille secrétaire m'a préparé un petit café comme je l'aime. Tout le monde (sauf moi) le compare à de la dynamite. C'est très bien comme ça car cela me permet, à de rares exceptions près, de me taper la cafetière entière de façon très égoïste. Les dossiers s'enchaînent à la vitesse grand V. Je ne vois pas le temps passer. Encadrer une équipe d'un peu plus de cent personnes n'est pas toujours de tout repos.

Après dix-huit ans passés chez IBM, j'ai rejoint les rangs d'une grande entreprise nationale, en tant que « Dircom » (Directeur de la Communication) de son Centre de Recherche. Durant les deux années et demie qui ont précédé mon départ d'IBM, j'ai eu la chance de travailler sur ce grand chantier que furent les Jeux Olympiques d'Albertville, en tant que responsable de la communication du partenaire officiel qu'était mon employeur de l'époque. L'expérience fut plus qu'enrichissante. Aux côtés de l'équipe menée par Jean-Claude Killy, j'ai appris qu'avec de l'enthousiasme (et une bonne dose d'énergie), on pouvait déplacer des montagnes. Il est vrai que la Savoie se prête mieux à ce genre d'exercice que la Beauce. Quoi qu'il en soit, je ne savais pas à l'époque que cette expérience allait m'être si utile par la suite.

19 heures. Je n'ai pas vu le temps passer et j'ai complètement oublié d'appeler ma gynéco. Zutos ! Demain, c'est sûr, j'y pense.

Mardi 5 décembre, 9h45

La galère ! J'ai mis une heure et demie pour arriver au bureau. Paris est paralysé par les grèves et c'est le souk intégral. Par moments, je me dis qu'il y a des gens bien plus défavorisés que les cheminots (chômeurs en fin de droits, SDF, etc.) qui auraient mille fois plus de raisons de se plaindre, mais, eux, n'ont pas de puissants syndicats pour les défendre. Sauf erreur de ma part, je n'ai pas encore vu de syndicats de SDF. Il faut dire que l'intérêt économique qu'ils représentent étant voisin de zéro, leur sort ne doit pas intéresser grand monde. Pour me donner bonne conscience j'achète « Le Réverbère » et autres revues du même type. Je sais bien que ça n'a aucun impact sur la situation existante mais je me sens mieux. Arriver au boulot tient parfois du prodige, l'énervement et la fatigue s'accumulent. J'ai deux « clients » du bureau que je prends en stop le matin et que je ramène le soir. On a mis au point un itinéraire « spécial grèves » qui a l'air de fonctionner à peu près. C'est le royaume de la débrouille.

Mais avec tout ça, j'ai encore oublié ma gynéco.

Mercredi 6 décembre

Aujourd'hui, j'ai enfin pensé à l'appeler. Rendez-vous est pris pour le mercredi 13 décembre à 9 heures. Le treize va certainement me porter bonheur. D'ici là, la bouboule aura probablement disparu. C'est comme pour le garagiste. En général, quand j'arrive chez lui mon moteur tourne parfaitement rond alors que la veille il était au bord de rendre l'âme. Lui expliquer après ça que, non, c'est juré, je n'ajoute aucun hallucinogène dans le thé du matin. Dur.

La semaine va s'achever dans le même désordre. En ce qui me concerne, j'ai la conscience tranquille, mon rendez-vous est pris. François ne va pas manquer de venir aux renseignements. Je pourrai lui répondre la tête haute. On met la bouboule en veilleuse jusqu'à mercredi prochain. Basta !

Mardi 12 décembre, 9 heures

C'est toujours le foutoir pour circuler dans Paris. Les trajets vers le bureau relèvent de l'expédition polaire et du gymkhana. Hier soir il y avait un message en provenance de ma gynéco. La rappeler aujourd'hui. Peut-être qu'elle aussi se démène au milieu des grèves. Je me souviens tout d'un coup qu'elle avait emménagé dans la banlieue. Si ça se trouve, elle va m'annuler le rendez-vous.

Gagné ! C'était bien ça. Le rendez-vous du 13 est reporté à samedi matin. Elle est quand même chic. Notre grasse matinée (institutionnelle) sera préservée : je peux y aller en fin de matinée, elle me prendra entre deux rendez-vous. Ouf !

Samedi 16 décembre, 11 heures

Malgré l'histoire du garagiste, la bouboule est toujours là. Tant mieux, ça m'évitera de passer pour une hallucinée. J'arrive de bonne humeur chez elle. Aujourd'hui, je n'ai pas eu à galérer dans les embouteillages. Il fait beau, la vie est belle. Tout va bien. Après un rapide examen de mon lolo, le diagnostic tombe.

Elle : Je vous rassure tout de suite. Ça n'est rien du tout. Juste un petit I... *(Je ne me souviens pas du terme et du qualificatif utilisés pour décrire la bouboule, mais tout ce que je retiens c'est que ça n'est rien du tout.)* Vous pouvez dormir sur vos deux oreilles.

Moi : Ouf et ouf ! Super, j'ai quand même bien fait de venir vous voir. Me voilà tranquillisée. On va peut-être faire une petite « mammo » *(radiographie du sein pour les non-initiés)*. La dernière remonte à un peu plus d'un an. *(En rigolant.)* Comme ça, je ne serai pas venue pour rien.

Elle : Bien sûr. Je vous fais l'ordonnance tout de suite. Mais vous avez le temps. Il n'y a pas d'urgence.

Je rentre à la maison le cœur guilleret. Ma gynéco me suit depuis bientôt quinze ans alors mes lolos, elle les connaît à fond. Je vais de ce pas rassurer François.

Comme on a tous les deux un sens inné de la fête, que fait-on ? Une petite bouffe arrosée d'un petit coup de champagne pour marquer le coup. On va se gêner ! (comme dirait ma copine Josiane). Pour la mammo, on verra ça après les fêtes. Elle a dit : « rien d'urgent ».

Mardi 26 décembre

Les bureaux sont presque déserts. J'en profite pour descendre la pile de courrier en retard. Une fois de plus, je ne vois pas passer la journée. À 19 heures je m'aperçois que j'ai oublié d'appeler le cabinet de radiologie pour la mammo. Quelque chose me dit que je ne devrais pas trop traîner quand même. Demain, c'est promis, j'appelle le cabinet.

Mercredi 27 décembre

Cette fois-ci, j'y ai pensé. Rendez-vous est pris pour la mammo le jeudi 4 janvier. L'idée de me faire écraser les lolos dans tous les sens ne me réjouit pas spécialement, mais je me dis que ça n'est pas en retardant les choses que ça gommera le problème. Alors, *banzaï !*

Jeudi 4 janvier, 9 heures

Me voilà installée devant l'écraseur-broyeur de lolos. La pauvre manipulatrice a beaucoup de mal à cibler la bouboule. Je me contorsionne avec souplesse (on peut le dire !), elle aussi. Suivent quelques allées et venues. Arrive la radiologue. On recommence. Apparemment la bouboule n'est pas sur les premiers clichés. J'aurais peut-être dû m'adresser aux studios Harcourt, qui sait ? Trêve de plaisanterie, assez du broyeur, on passe à l'échographie. Miracle, la bouboule est bien là. On repart au broyeur. Et là, j'entends une petite phrase anodine dans la bouche de la radiologue, quelque chose comme « il faut retirer ça ». Mon esprit s'embrouille. C'est toujours pareil, dès que je mets les pieds dans un cabinet médical (ce qui ne m'arrive pas souvent, heureusement), j'ai l'impression que mon cerveau et mon quotient intellectuel sont frappés de subite anémie. Dans le cas qui nous intéresse, je ne comprends pas bien le sens du mot « retirer ». S'agit-il d'un « retirage » comme pour une photo ? ou bien faut-il retirer la bouboule ? Naïvement, je pose la question. La réponse est claire, c'est la deuxième hypothèse qui est la bonne. Mon petit doigt me dit que j'ai bien fait de ne pas trop traîner et de ne pas prendre pour argent comptant l'optimisme de ma gynéco.

D'ailleurs tout cela va se préciser très vite. Retour à l'échographie. Silence, on ponctionne. Une vraie partie de plaisir. À la première et à la deuxième ponction, je ne dis trop rien. Va donc pour la troisième. Mais à la quatrième et surtout à la cinquième, je commence à regretter les studios Harcourt ! La radiologue me fait tout de suite entendre que ces ponctions vont permettre de savoir s'il y a des cellules *cancéreuses* dans la bouboule. Pour la première fois, le mot est prononcé. Elle me fait comprendre également qu'il me faut tout de suite aller porter les prélèvements au labo. Pour se faire pardonner les misères qu'elle m'a faites, elle me fera préparer un petit café avant de prendre la route. Elle est quand même charitable. En tous cas, elle, elle avait l'air plus inquiet que ma gynéco. J'appelle le bureau. Avec tout ça, je suis franchement en retard. Je me souviens soudain que j'avais des visiteurs à 11 heures, et il est 11 heures. Je fonce. J'ai le lolo encore tout retourné par les ponctions. La hyène, elle m'a fait mal ! J'arrive au bureau en catastrophe. Hop, une petite tasse de café (je me demande si je n'ai pas carrément vidé la cafetière) et on n'y pense plus. Il me faut patienter une huitaine de jours pour les résultats, alors... patience.

Samedi 6 janvier, 12 heures

J'ai décidé de ne pas attendre les résultats pour prendre les mesures qui s'imposent. Je profite du week-end pour faire le tour des copains éclairés sur le sujet. Je ne sais pas pourquoi quelque chose (mais quoi ?) me dit qu'il faut aller vite. Le plan Orsec est déclaré.

Dimanche 7 janvier, 18 heures

Dépouillement des réponses aux questions posées la veille, à savoir : « quel est le meilleur endroit pour aller se faire charcuter le lolo et à qui confier cette délicate mission ? » Tout converge vers le même endroit, l'institut Curie et vers la même personne, le docteur C. Les prononciations et les orthographes de son nom sont assez fantaisistes, mais je finis par comprendre qu'il s'agit bien du même chirurgien. Certains messages laissés sur notre répondeur me conseillent de me recommander du docteur Tartempion, qui connaît très bien la cousine du neveu de quelqu'un qui a bien connu le chirurgien en question. Je note bien tous les noms au cas où j'aurais des problèmes pour approcher ce monsieur.

Lundi 8 janvier

A tout hasard, j'appelle ma gynéco pour savoir si elle a un établissement à me recommander. Elle aussi fait référence à Curie et au célèbre docteur C. Plus aucune hésitation, j'appelle tout de suite Curie pour obtenir un rendez-vous. Une personne très aimable me fixe un rendez-vous pour le lundi 15 janvier. J'avais préparé ma page de notes avec les recommandations à exposer en cas de problème. Inutile. Je laisse Tartempion au vestiaire, on ne m'a rien demandé du tout. Tant mieux, parce que j'ai horreur de citer des noms de gens que je ne connais « ni des lèvres ni des dents », histoire d'obtenir quelque chose. En général, ça me retombe sur le nez.

Lundi 15 janvier, 17 heures

François et moi arrivons à Curie. Le rendez-vous n'est qu'à 18 heures, mais une de nos amies (opérée récemment par ce fameux docteur C.) en est à ses séances de rayons et se propose gentiment de nous faire visiter la maison. Puisque je vais bientôt y séjourner, autant reconnaître les lieux. Ce sera toujours ça de gagné. L'endroit est gai et plutôt sympathique. On ne se croirait pas dans un hôpital et, surprise, le personnel à l'accueil est très accueillant ! On prépare, avec le sourire, la « carte jaune », qui deviendra, par la suite, mon sésame. La visite se déroule dans la bonne humeur. Dommage que ma petite camarade et moi n'ayons pas été opérées ensemble. On aurait pu faire des batailles de polochons le soir à la veillée. Et, en plus, on aurait peut-être pu négocier un tarif de groupe. Qui sait ?

19 h 30. Je pénètre dans l'antichambre du grand manitou. Ne sachant pas si François est autorisé à se joindre à moi, je lui conseille de patienter dans la salle d'attente. C'est dommage, j'aurais bien aimé qu'il reste avec moi. À vrai dire, j'ai quand même un peu le trac. Mais pas longtemps. En effet, dès ma première apparition devant le célèbre docteur C, celui-ci, après m'avoir regardée (et

pas vraiment dans les yeux), lance à la cantonade : « quatre-vingt-quinze C ». Quel homme ! Quelle finesse dans le jugement ! D'accord il voit des centaines de lolos tous les jours, mais quand même. Je ne peux pas m'empêcher de répondre « gagné ! » Je suis impressionnée par la performance. Commence l'examen. Rapide mais précis. Les explications sont claires et gentiment dites. Tout ce que j'aime. En conclusion, l'intervention est fixée au 1er février. De deux choses l'une. Soit la bouboule est bénigne et je sors le lendemain. (Je comprends qu'un premier examen est fait sur place pendant l'intervention.) Soit les résultats de l'analyse ne sont pas bons et là, on retire non seulement la bouboule mais également les ganglions sous le bras correspondant. Moralité : au réveil, se tâter discrètement l'aisselle concernée. Si pansement, attention bobo ! Je ne sais pas pourquoi, mais je ne me fais pas trop d'illusions (encore mon petit doigt, on ne se quitte jamais).

Vendredi 26 janvier, 11 heures

C'est la grande réunion annuelle de l'équipe que j'encadre. Dans l'auditorium du centre de recherche, je lui présente le bilan de l'année passée et les grands projets de la nouvelle année. Pourvu qu'ils ne posent pas de questions. J'ai rendez-vous avec l'anesthésiste et mon temps est minuté. J'essaie de ne pas trop le montrer. Juste le temps de boire une petite coupe de champagne et de saluer tout le monde à toute allure. Ça n'est pas une vie ! L'anesthésiste m'accueille poliment et me demande mon poids. Je suppose que c'est rapport aux kilos de viande qu'il va falloir anéantir (momentanément, j'espère).

Mardi 30 janvier, 20h30

Soirée du condamné. Ma copine Josiane (madame « on va se gêner »), qui, dans la vie, est comédienne, nous a gentiment invités à une représentation de la pièce dans laquelle elle joue. Nous voilà donc confortablement installés dans une corbeille de la Comédie des Champs-Élysées tout entiers à Anouilh et à sa Colombe, avec le sentiment que notre copine est décidément une grande comédienne et que les metteurs en scène devraient littéralement se l'arracher. Non, mais des fois !

On se fait une petite bouffe à la maison sur le coup de minuit. Petite soirée bien agréable. Demain, on va moins rigoler, c'est l'entrée à Curie. En fait, ce qui m'angoisse le plus, ça n'est pas l'idée de l'opération ni même celle du cancer. C'est tout simplement l'idée de la future voisine de chambre dont je vais hériter. J'ai été prévenue par ma petite camarade : à Curie, les chambres sont doubles. C'est loto, black jack et roulette combinés. Pourvu que je ne tombe pas sur le modèle « ronfleuse, fan de Guy Lux, un tantinet négligée »... Ça me minerait. Bon, Maillard, on arrête d'angoisser. On verra bien demain. Il sera toujours temps de partir en courant.

Mercredi 31 janvier, 12 heures

Déjeuner du condamné arrosé avec un grand cru. Surtout ne pas se laisser aller. Je flippe toujours sur la future voisine. Je prépare un stock de grandes liquettes. Ma copine m'a tout expliqué, elle a déjà vu le film : si tu ressors du bloc avec un drain, une chemise ample, c'est nettement plus pratique pour t'habiller. Ni vu ni connu, tu passes le petit tuyau sous la liquette, tu mets le bocal (de quoi ?) dans un petit panier et ça te donne un air champêtre très seyant pour les dîners en ville, en l'occurrence les allers-retours à la machine à café de l'entresol.

14 heures. Arrivée à Curie. Quinze minutes plus tard, je suis à l'étage de la chirurgie. Une infirmière très souriante me guide vers ma chambre. Re-angoisse de la voisine. Je comprends qu'elle n'est pas encore arrivée. On joue avec mes nerfs. Le suspense est à son apogée quand deux jeunes femmes très discrètes, à l'air tout triste, font leur entrée. Je suis rassurée pour le côté discrétion mais ça m'ennuie de les voir si tristes. Je comprends que c'est la plus jeune qui va rester ce soir, avec moi, en villégiature. C'est vrai que ça ne doit pas être marrant de se retrouver ici quand on est aussi jeune. À tout casser, on

lui donne vingt-cinq ans. Bon, on va quand même essayer de voir les choses du bon côté. Pas pour longtemps car j'apprends que mon intervention est programmée pour 11 h 30. Les chiens ! Ils devraient savoir que j'ai une dalle épouvantable le matin, que j'engloutirais des éléphants et que ça va être l'horreur pour moi. Ma petite voisine, elle, a reçu son invitation pour 8 heures. Pendant trente secondes et demie je l'envie. François me tient compagnie pour le dîner. C'est un amour, comme toujours. On fait des plans pour demain matin.

Lui : Bon, alors, à quelle heure tu penses que tu vas remonter *(de l'enfer ?)*.

Moi : Le temps de faire quelques courses en chemin, je ne serai probablement pas de retour avant 16 heures. *(Secrètement, j'espère bien qu'il sera près de moi quand je referai surface.)*

Lui : T'inquiète pas, mon minou, je serai là !

Jeudi 1er février, 11h30

J'ai faim. J'ai même très faim. Toujours pas de nouvelles « d'en bas ». Je suis prête, assise en lotus sur mon lit, vêtue de ma tenue de soirée : une ravissante petite robe bleue ceinturée à la taille et de très seyantes petites bottes blanches que j'ai soigneusement attachées avec des petits nœuds-nœuds sur les côtés. Tout ça donne un petit air de fête assez pimpant. Mais ça ne m'empêche pas d'avoir une dalle monstrueuse. À 12h45, arrive un monsieur dont j'imagine qu'il va me servir de chauffeur jusqu'au bloc. Gagné ! En route, je lui explique qu'il était très attendu car je souffrais d'une fringale épouvantable, etc. Son commentaire tombe, comme une insulte à mon estomac meurtri : « c'est pas tout ça ma p'tite dame, mais moi aussi j'ai une petite faim. D'ailleurs vous êtes ma dernière cliente. J'ai un petit steak frites sauce béarnaise qui m'attend. Je ne vais pas trop traîner ». À ce moment-là, l'espace d'un instant, j'ai eu comme des envies de meurtre.

Me voici donc maintenant sur la table d'opération. J'ai soudain la trouille que mon chirurgien (il sera « mien » pendant la durée de l'intervention) ne soit frappé d'hypoglycémie. Je l'imagine, me découpant le lolo avec une main tremblante, finissant ma cicatrice au point zigzag. L'horreur à l'état pur. Poliment, je lui demande si tout va bien de ce côté-là. Je lui explique que je n'en suis plus à une minute près et que, s'il souhaite aller se taper un petit casse-croûte, je ne bouge pas. Je l'attendrai, quoi qu'il arrive. Promis juré.

Lui : Ne vous inquiétez pas, j'ai l'habitude.

Moi : *(Dubitative.)* Vous êtes sûr ?

Je n'ai pas le temps de finir cette passionnante conversation : l'anesthésiste entre en scène. Tiens, j'ai l'impression que ce n'est pas le même que celui qui a mesuré mes kilos de viande. Je me rassure en me disant que s'il est là, c'est que ça doit être quelqu'un du métier. Bon sang, bien sûr que ce n'est pas le même, pour la viande c'était un monsieur et maintenant c'est une dame. À moins qu'il ne s'agisse d'un transsexuel. Bon, on ne va pas se compliquer la vie avec des détails ridicules. La dame me propose gentiment de penser à quelque chose d'agréable avant de m'endormir. Ça, c'est tout à fait dans le domaine des choses possibles. Je lui demande une petite minute, histoire de planter le décor. Nous sommes, François, Garrus et moi, sur la plage d'Hatainville, allongés sur le sable ; le soleil brille « plein pot », on entend la mer au loin. C'est marée montante. J'ajoute un petit coup de zef (pour me rafraîchir car le soleil est vraiment brûlant) et une petite odeur de crème à bronzer pour fignoler. Un délice. Je lui dis que c'est bon tout en essayant de ne pas me déconcentrer.

Bisous à tout le monde, la boutique est fermée momentanément pour cause de travaux.

Aux environs de 14 ou 15 heures (je ne sais pas, la tenue de soirée décrite plus haut n'autorisait pas le port de la montre), je refais vaguement surface. Je dis bien vaguement. Une dame charmante se penche sur mon petit lit douillet et me demande si tout va bien. Ayant la flemme (ou peut-être pas la force) de me tâter l'aisselle, je lui demande où sont passés mes ganglions. La réponse est douce mais sans ambiguïté. Les ganglions sont restés au bloc. Bon, on ne va pas en faire un drame, après tout je ne m'étais jamais vraiment souciée de leur existence jusqu'à ce qu'on me dise qu'on allait peut-être me les retirer. À leur place, j'aurais peut-être fait pareil, j'aurais changé de crémerie. Après un court séjour en salle de réveil, retour aux côtés de ma petite voisine. Ça, pour sûr, j'étais bien réveillée. Le coup des ganglions n'y était pas étranger.

Tiens, j'ai changé de chauffeur. Dommage, je lui aurais demandé des nouvelles de sa béarnaise. Arrivée dans la chambre, je retrouve ma petite voisine mais pas de François à l'horizon. Serais-je rentrée trop tôt ? Positivons, tout ça va me donner un petit peu de temps pour me rendre présentable afin de célébrer la naissance de Marcel. En tout et pour tout, François ne me laisse que quinze minutes pour tenter cette mission impossible. Je suis un peu pâlotte mais quand même assez fraîche et ma dalle ne m'a pas quittée. En plus, j'ai soif ! Il paraît que c'est contraire aux normes en vigueur : quand on revient du bloc on est beurk et on n'a envie de rien. Comment être mince après ça ? Encore une saloperie des fées. J'ai toujours faim et tout me profite. Je le dis haut et fort, ma vie est un véritable calvaire. Gros lolos et popotin joufflu, on est bien loin de la grande blonde maigrichonne que je rêvais d'être. Mais revenons-en à nos moutons. En guise de rafraîchissement, j'aurai droit à une compresse mouillée pour m'humecter les lèvres. On est loin du sauvignon de Saint-Bris, mon petit blanc préféré. C'est fou ce qu'en période de disette on apprécie le moindre petit bonheur. Cette compresse m'est apparue comme un véritable délice. Je l'ai savourée avec volupté comme un chameau assoiffé au milieu du désert, à mille milles de toute oasis, comme aurait dit le Petit Prince de Saint-Éxupéry. La présence conjuguée de François et de la compresse m'a permis d'attendre le cocktail du soir dans la joie. François a eu la délicatesse de ne pas me demander où étaient passés mes ganglions. Il a tout de suite compris. Pas besoin d'être un fin limier pour constater l'existence d'un tuyau et d'un bocal, symbole des bouboules perdues et de mon aisselle meurtrie. À six heures, le cocktail dînatoire se présente sous la forme d'un potage, d'un yaourt et d'une compote. Amplement suffisant pour fêter le baptême de Marcel. Ah oui ! À propos, Marcel... Que tous les Marcel de la terre me pardonnent, mais c'est un prénom qui me fait horreur, alors j'ai décidé d'appeler mon cancer Marcel. Ce prénom-là me fait penser aux vieux maillots de corps à trou-trous, aux Mimile en sueur, aux odeurs de frites molles... C'est donc décidé, il s'appelle Marcel et il a intérêt à se tenir à carreau, sinon il va voir de quel bois je me chauffe ! Non, mais alors. À commencer par ce soir. Je décide d'aller aux wa-wa à pied, toute seule comme une grande (sous l'œil vigilant et un peu inquiet de l'infirmier de nuit). Je suis très fière de moi, ça tangue un peu mais la mer reste « belle à peu agitée ». Je regagne mon lit avec tout le matos que j'avais en le quittant, c'est-à-dire un tuyau relié à un genre de bocal à poisson, ou de casier à homard, c'est selon. Par exemple, lorsqu'on le remonte le matin pour mesurer les niveaux, ça fait plutôt casier. Grâce à la petite piqûre de morphine que le même infirmier a la gentillesse de me faire, je passe une nuit sans souffrance qui me permet de m'éveiller le lendemain dans une forme (presque) olympique. C'est fou comme ça change les choses de ne pas avoir à dépenser toute son énergie à lutter contre la douleur. On est beaucoup moins fatigué et ça permet de la consacrer à autre chose, par exemple à entretenir son optimisme. C'est intelligent et généreux pour les malades. Cet avis n'engage que moi et je tiens à l'exprimer. Mais j'ai dans l'idée que je ne dois pas être la seule à penser de la sorte. Je peux témoigner, avec le recul du temps, que les quelques piqûres de morphine qui m'auront été dispensées à Curie n'auront pas fait de moi une « dépendante ». Parenthèse terminée.

Bonne nuit François, bonne nuit tout le monde.

Vendredi 2 février, 7 heures

Réveil en douceur par l'infirmier de nuit. Il a la délicate attention de ne pas ouvrir les feux brutalement. Plusieurs fois pendant la nuit, il est venu vérifier notre état et, à chaque fois, il a fait usage de sa lampe de poche. Merci, grâce à ce petit détail délicat, j'ai pu me rendormir aussi sec. Donc me voilà réveillée et prête à attaquer la journée de pied ferme. Ma petite voisine a l'air plus atteinte. Je réalise que son intervention a été plus lourde que la mienne, elle avait deux bouboules. En tous cas, elle semble toute contente d'avoir ses deux lolos et les contemple régulièrement avec émerveillement. Je comprendrai plus tard les raisons de ce bonheur. En effet, on lui avait annoncé qu'« en principe » ils en garderaient un au bloc. Alors, vous pensez, quelle joie !

La vie est belle. Moi aussi, j'ai toujours mes deux lolos. Les dégâts semblent tout à fait raisonnables. La réouverture après travaux sera l'affaire d'une ou deux semaines. Pas plus.

Après cet heureux constat, le casier, le tuyau et moi-même nous dirigeons vers la salle d'eau pour un petit nettoyage de printemps avant de se pomponner. Ça n'est pas parce qu'on est pauvre (j'expliquerai plus tard pourquoi) et malade qu'il faut, en plus, être moche. Donc ce matin, grand chantier ravalement. Je suis encore gauche dans le maniement du casier mais les gentilles infirmières se chargent vite de mon training. Je quitterai la place avec ma licence ès casiers.

Comme de suis droitière, le fait que mon casier soit à gauche me facilite quand même bien les choses, surtout pour la séance de maquillage, qui, à mon âge, demande habileté et précision. Le ravalement est terminé et je me prépare à accueillir François.

Selon la mine qu'il aura en me voyant, j'en déduirai si le chantier ravalement est un succès. Nous allons pouvoir mettre en place l'opération « Francfort ».

18 heures. François est de nouveau à mes côtés pour m'accompagner dans mon délicieux dîner. Eh oui, comme d'habitude j'ai faim. Pourquoi cela changerait-il ? Ah oui, Francfort ! Mettre en place le dispositif Francfort. Pour ma mère, et le reste de la famille, je suis à Francfort. Ils ont déjà assez de soucis comme ça, pas la peine d'en rajouter. Je vois d'ici la tête de ma mère si elle apprenait l'existence de Marcel. Drame dans les chaumières. On convoque Cosette, on implore la grotte de Lourdes, on appelle le Saint-Siège. D'ailleurs, je le vois bien : depuis hier, chaque fois que je prononce le mot « cancer » au téléphone avec mes amis, j'ai comme un « glurp » à l'autre bout du fil. Alors avec ma mère, ça ne serait plus un glurp, ça serait les chutes du Niagara doublées du mur des Lamentations. En résumé, j'ai donc

décidé dès mon arrivée ici que tout le pâté de maisons encerclant Curie était maintenant sur le territoire de Francfort. Pourquoi Francfort? Pourquoi pas, c'est la première ville qui m'est venue à l'esprit. Donc, il faut que j'appelle ma mère, sinon elle va s'inquiéter. Je l'appelle régulièrement, alors si je change les habitudes, elle va trouver ça bizarre. Avant d'appeler, on balise le terrain. D'abord prévenir ma voisine et ses visiteurs pour qu'ils ne s'esclaffent pas. Puis, demander à François de faire le guet pour empêcher toute intrusion de l'équipe adverse du genre : « Allons, mesdames, c'est l'heure de la température ! » Enfin, préparer ce que je vais lui raconter. Je suis donc à Francfort, je m'extrais d'une réunion et je ne peux pas lui parler longtemps. L'affaire est dans le sac.

Moi : Allô, Mamie Nova (*désolée pour la vraie, mais c'est comme ça que je l'appelle*), comment ça va ?

Elle : Pas très bien, ton père n'est pas bien du tout (*j'ai vraiment bien fait d'inventer l'histoire de Francfort*), et toi où es-tu ?

Moi : À Francfort, maman, je suis juste sortie de ma salle de réunion pour te faire un petit coucou (*là, j'évite de regarder ma voisine car j'ai peur de me déconcentrer*). Tout va bien.

Elle : Tu manges bien au moins ? (*c'est sa grande préoccupation*). Qu'est-ce que tu manges ?

Moi : (*Au hasard.*) Des saucisses, maman.

Elle : Ma pauvre chérie, toi qui as horreur de ça, tu dois être bien malheureuse... Bla bla bla... Quand pourras-tu venir voir ton père ? Il faudrait que tu puisses venir me donner un coup de main. *(Ils habitent dans le Var, pour ainsi dire, la porte à côté !)*

Moi : Ben... En ce moment, ça me paraît un peu difficile. Mais je te le promets, dès que je pourrai, je descendrai. Bon, excuse-moi, il va falloir que je te quitte, ma réunion me réclame. Bisous.

Re-moi : *(Intérieurement.)* Ouf !

J'attendrai demain pour appeler Trottinette (la sœur de Mamie Nova, ma tante rigolote et adorée). Pas plus d'un ou deux grands chantiers par jour, sinon je vais m'épuiser.

Dimanche 4 février

Ce week-end, j'aurai battu deux records : le record de lymphe et le record des visites. En ce qui concerne la lymphe, j'ai tout faux. La lymphe, c'est ce qui s'écoule joyeusement dans le casier à homard relié à mon aisselle gauche (ce fameux truc qui ne m'a pas quittée depuis mon retour du bloc). Eh bien, ce matin, en relevant les casiers, l'infirmière a noté 190 cm^3. J'étais sacrément fière, pensez ma petite voisine n'avait fait que 40 cm^3 Alors avec mon esprit de compète habituel, je roulais les mécaniques. Quelque 150 cm^3 de plus qu'elle en vingt-quatre heures, quelle prouesse ! L'avenir était prometteur. J'ai vite déchanté. La compète, elle est dans l'autre sens. Si l'on veut sortir de ce noble établissement, il faut passer la barre des 40, mais par en dessous. En résumé, je ne suis pas près de sortir. En revanche, ma voisine, elle, a remporté le concours des Quarantièmes Rugissants de la joyeuse lymphe maîtrisée et aura le droit de regagner ses pénates demain. Ça me fout un coup au moral. D'abord parce qu'on s'entendait bien toutes les deux, ensuite parce qu'il me revient l'angoisse de la voisine « ronfleuse/Guy Lux/transpi ». La longue liste des visiteurs du week-end me fera oublier momentanément l'angoisse de la voisine. Ont passé le portique (dans le désordre) : Josiane (on va se gêner !), Simone, Doudou, Loulette, Cathy, Dominique, le petit Michel, Marc, Marie, Jean-Loup, Virginie, Béatrice, Jean-Pierre, Jacqueline, Alain, Florence, Patricia, Chouchou et j'en oublie. J'aurais dû faire payer l'entrée, j'aurais fait fortune. Je passe sous silence les coups de fil, mes deux postes téléphoniques n'y suffisaient pas. Le standard a chauffé. Moi aussi. Tout ce joyeux beau monde m'a mis du baume au cœur mais m'a un petit peu fatiguée.

18 heures. De nouveau seule avec François, je me détends. C'est le coup de blues. Toute cette agitation m'a un peu épuisée et l'annonce du départ de ma voisine ne m'aide pas. Grosses larmes et gros chagrin. Je laisse aller le torrent sur le joli pull de François qui, tout compte fait, a l'air de bien résister (le pull, pas François). François, heureusement qu'il est là, avec lui tout s'arrange toujours. Je me fais consoler comme une petite fille, il ne manque plus que mon nounours et le tableau serait complet.

Après le dîner, je reprends ma lecture. Soirée tranquille, je pars me démaquiller dans la salle de bains vers 22 heures quand arrive l'infirmier de nuit. Et là, rigolade. Voulant lui expliquer tout le bien que je pense du comprimé qu'il m'a donné la veille pour passer une bonne nuit (et qui m'a complètement « estanquée » toute la journée), je me dépêche de reposer le flacon de démaquillant et de reprendre celui de lymphe avant de quitter la salle de bains et de regagner la chambre. Tout d'un coup, je m'aperçois que je n'ai qu'un œil démaquillé. Ça fait désordre, alors je me dépêche de démaquiller l'autre. Je reprends le flacon, place le coton sur le col et le secoue bien. Je me frotte l'œil copieusement tout en me dirigeant vers l'infirmier qui s'esclaffe. C'est la première fois qu'il voit une patiente essayer de se démaquiller avec de la lymphe. Bonne tranche de rire. Secrètement, je me demande si je n'aurais pas laissé quelques neurones à la consigne, en bas, au bloc.

Lundi 5 février

Départ de ma petite voisine. Ce matin, le casier a moins donné, mais je suis toujours loin de la fameuse barre des 40. L'infirmière a relevé le niveau à 90 cm^3, moi, je lis 80 cm^3. J'essaye de négocier à 85, mais rien à faire, elle reste ferme sur les prix. Les amis continuent de défiler, je programme les visites de façon à avoir une couverture continue. Ça fonctionne très bien. Les infirmières sont toujours aussi sympa et, grande nouvelle, ce soir, je serai seule dans ma chambre. Ouf, Guy Lux n'est pas passé loin. On verra pour demain, à chaque jour suffit sa peine. Petit dîner en amoureux avec François. Il manque quand même le champagne et les amuse-gueule, mais bon, la sortie n'est pas loin. Il paraît qu'ils ne gardent pas les clientes plus de huit jours. Si l'on a trop de lymphe, on revient gentiment se la faire ponctionner après la sortie. Au pire je sortirai jeudi. En attendant je passe une bonne petite soirée tranquille avec mon « Walkman » branché sur Radio Classique, un bon bouquin et sans voisine. Le bonheur.

Mardi 6 février

Hourra ! J'ai arrêté de m'agiter dans tous les sens et le niveau est descendu à 30 cm^3. Mon départ est annoncé pour demain matin. Ça n'est pas que je sois malheureuse à Curie, on y rigole plutôt bien, mais je préférerais quand même être à la maison. Aujourd'hui, on a remonté le casier à homard pour la dernière fois. La marée est descendante. Tiens, ça me fait penser que j'ai une envie folle de crevettes et d'un coup de blanc. François, présent, comme d'habitude, me fait savoir que la commande est bien enregistrée et que le tout sera livré en gants blancs demain à la maison. Celles-là, je vais les apprécier. Le docteur C. passe dans la chambre et nous donne des nouvelles du front. En gros, le bilan a l'air plutôt positif, la bouboule qu'il a retirée avait l'air « propre ». Il me conseille d'arrêter les hormones que je prenais depuis plus de neuf ans, car il paraît qu'elles causent du tort aux petites souris. Voilà qu'on me compare à une petite souris maintenant. Je trouve ça plutôt rigolo, mais le message est enregistré. En rentrant à la maison, je fous tout ça à la poubelle. J'en déduis quand même que les chercheurs de Curie ont dû tester l'hormone en question et... que le résultat des tests ne devait pas être très brillant. Je n'en saurai jamais plus et c'est très bien comme ça.

14h30. Arrivée de ma nouvelle voisine. À mi-chemin entre la mère Denis et la mamie du Caucase. Le style est très très différent de la précédente. Nous la saluons poliment, François et moi. Il faudra peu de temps pour qu'elle me raconte qu'elle vient pour une petite intervention qui doit se dérouler demain matin. On doit lui retirer une petite tâche à la hauteur du sein, ou ce qu'il en reste, car je comprends qu'on lui a déjà retiré bien des choses l'année dernière. Je l'aide à venir à bout de la notice d'utilisation du téléphone et à passer un coup de fil à sa nièce, qui semble être sa seule famille. L'usage du répondeur téléphonique la rebute quelque peu. En laissant pour elle le message, j'apprends qu'elle s'appelle Tata Rosa. Elle m'expliquera par la suite sa jeunesse comme fille de ferme du côté de Saint-Quentin, puis sa venue à Paris comme domestique. D'après ce qu'elle me raconte, j'ai l'impression que c'était plutôt comme bonne à tout faire. S'ensuit un long descriptif de tous ses problèmes de santé. La pauvre femme, on ne peut pas dire qu'elle ait été gâtée par les fées, ni par la vie en général. Elle me demande si je ronfle, car elle a horreur des gens qui ronflent. Je la rassure tout de suite, la réponse est « non ». Si je ronflais, ça se saurait ; depuis le temps, François me l'aurait fait comprendre. Les politesses d'usage étant maintenant terminées et François reparti, je reprends mon « Walkman », vraiment idéal pour s'isoler, mon bouquin et me réinstalle confortablement. Après le dîner, j'explique à ma nouvelle compagne qu'elle doit prendre une douche avec la moitié du produit que l'infirmière lui a remis et qu'elle devra en prendre une autre demain matin, avant l'intervention, avec l'autre moitié du fameux produit. Manifestement, le discours d'accueil de l'infirmière n'a pas été complètement assimilé. Maintenant tout est en ordre et elle semble avoir compris mes explications. Je lui indique l'emplacement des deux douches disponibles. Et hop, Tata Rosa s'en va, guillerette, avec son petit baise-en-ville pour l'opération récurage. Un quart d'heure, une demi-heure passent. Au bout de quarante-cinq minutes je m'inquiète et vais prévenir l'infirmier de nuit de la disparition de Tata Rosa. Nous voici tous les deux devant la porte de la douche en train d'appeler « Tata Rosa, répondez-nous. Est-ce que ça va ? » Pas plus de réponse que de beurre en branche. Au bout de quelques minutes d'incantations dans le vide, nous prenons conscience que la douche est totalement inhabitée. Aucune trace de Tata Rosa. C'est dans l'autre douche que se termineront nos recherches. Tata Rosa m'avouera, après coup, qu'elle avait transformé la douche en question en piscine et qu'avec son seul gant de toilette elle avait mis un certain temps à remettre l'endroit à peu près présentable. Ouf ! Elle me dit ensuite qu'elle doit impérativement recevoir une piqûre à 21 heures. Il est 21 h 45. Je lui demande si l'heure exacte est vraiment impérative ; elle me répond que oui. Je sonne alors l'infirmier de nuit (toujours le même). Il est parfaitement au courant de la piqûre en question, lui assure qu'il n'y a pas trop d'urgence et s'engage à revenir dans les dix minutes. Promesse tenue, dix minutes plus tard le revoilà. Le Beethoven de la seringue lui a administré sa petite piqûre en moins de deux et lui explique qu'elle a le droit de boire jusqu'à minuit, ensuite ceinture. Il lui propose gentiment de remplir son verre d'eau, mais ne le trouve pas. Tata Rosa lui déclare qu'elle a laissé son unique verre dans la salle de bains. Et là, l'infirmier délicat évite de lui poser trop de questions embarrassantes sur le pourquoi de son verre dans la salle de bains (il a pigé que le verre en question servait d'asile de nuit à son dentier) et s'empresse d'aller lui en chercher un autre. C'est ça Curie, on a du tact envers le malade et on évite de l'humilier. C'est tellement rare que ça mérite d'être souligné. Tata Rosa a pris sa douche, a eu sa piquouse et s'est maintenant désaltérée. Il est temps d'éteindre les feux ; demain, c'est la sortie et il faut que je sois en pleine forme pour être à la hauteur. Que n'ai-je pas dit ? Dix minutes à peine s'écoulent avant la mise en route de l'usine à gaz de Tata Rosa. C'est cataclysmique, c'est quelque chose entre l'usine marémotrice de la Rance et le Stromboli en éruption. Même Radio Classique poussée à fond ne parvient pas à couvrir ce vrombissement apocalyptique. La nuit est très longue et je finis par tomber d'épuisement au petit matin. Sacrée Tata Rosa, quand je pense qu'elle m'a demandé si je ronflais ! La pensée de ma sortie proche a préservé mon moral mais n'empêchera pas les cernes sous les yeux du lendemain.

Mercredi 7 février

C'est le départ. La marée remonte, les crevettes ne sont pas loin. On se sent beaucoup plus libre sans ce foutu casier. Des ailes me poussent. Je ne sais pas si c'est la perspective du coup de blanc ou cette soudaine sensation de liberté, mais j'ai un tonus d'enfer. Je m'aperçois qu'on m'a octroyé un arrêt de travail de trois semaines. Tout ça me semble ridicule car je me sens absolument prête à regagner mon bureau dès lundi. J'en parle au docteur C., qui, lui, trouve mon idée tout à fait folle. On transige à une semaine, ce qui me permettra, en me tenant tranquille, d'attendre le rendez-vous post opératoire fixé au vendredi 16 février. Ce jour-là, deux scénarios seront possibles à l'issue de l'analyse de la bouboule et des ganglions qu'on m'a retirés : soit les ganglions ne contiennent pas de cellules cancéreuses et on s'en tient à des séances de rayons, histoire de passer la dernière couche ; soit les ganglions sont « mités » et on passe aux choses plus sérieuses, c'est-à-dire la chimio. Voilà ce que j'ai compris de la situation. *Inch Allah*, on verra bien le 16 février. En attendant, c'est la fête à mon arrivée à la maison. Grâce à François, tout est nickel (je ne sais pas comment Il a trouvé le temps, Il a dû faire ça la nuit !) et il y a des fleurs partout. La bouteille est au frais et les crevettes me tendent les bras. C'est « délissoire ». L'après-midi voit l'arrivée d'un superbe bouquet de la part de mes petites camarades de travail (les quelques fidèles qui sont au courant). Il met la dernière touche au décor.

Ce soir on appelle Trottinette. Après mûre réflexion et d'un commun accord avec François, nous décidons de ne pas lui pourrir ses vacances en Israël prévues en mai et donc de ne lui annoncer les bonnes nouvelles qu'après son retour de voyage. J'ai horreur de lui mentir mais je ne vois pas comment faire autrement.

Jeudi 8 février

Ce matin, nouveau grand chantier. Nous allons faire les courses à Carrefour. C'est la première grande sortie depuis mon retour et je me pomponne. La liste est longue et on se « fait » consciencieusement tous les rayons. Une bonne heure ! Le chariot déborde et, moi, j'ai l'impression soudaine que les caisses ne sont plus alignées comme avant. Tout cela doit être un abus de mes sens égarés. Ils sont d'ailleurs tellement égarés que je me demande si je ne vais pas finir dans le chariot avec les nouilles. J'ai peut-être un peu présumé de mes forces. Heureusement que la caissière est une rapide sinon... j'aurais pulvérisé les tagliatelles.

Lundi 12 février

Je décide de profiter de ma semaine à la maison pour faire tout ce que je n'ai jamais le temps de faire d'habitude : lessiver tous les placards de la cuisine, trier tous les papiers en attente, remplir la déclaration de revenus, vider et ranger le placard de la salle de bains, nettoyer les jardinières, cirer les meubles. Par quoi je commence ? On s'attaque aux impôts d'abord, on verra ensuite. Garrus me suit partout, on dirait qu'il a compris que j'étais un peu malade. D'ailleurs lui aussi a été malade pendant que j'étais à Curie, je suis sûre que ce chien est supérieurement intelligent et qu'il a fait ça par solidarité avec moi. Le téléphone n'arrête pas de sonner et tout cela me retarde sérieusement dans mon programme. Pas de panique, la semaine fait sept jours.

Jeudi 15 février

Le lolo est un peu esquinté, les ganglions ont déserté, emportant avec eux quelques neurones, mais les zygomatiques sont intacts. J'en veux pour preuve la séance de cet après-midi avec *Le bonheur est dans le pré.* Me voilà rassurée, l'horizon est au beau fixe. Le calendrier des chantiers de la semaine est loin d'être tenu mais, qu'importe, le bonheur est non seulement dans le pré mais aussi à la maison.

Vendredi 16 février

Aujourd'hui, c'est le grand jour du rendez-vous post opératoire, en quelque sorte le résultat des courses. J'ai invité des copains à dîner. Quoi qu'il arrive, il faudra célébrer ça. Si c'est bon, on fait la fête et, si c'est mauvais, on boit pour oublier. Donc, champagne au frais. Au programme un bon petit gigot et une tarte à la François. Pour déguster tout ça, une vieille copine avec qui j'ai passé mon brevet de pilote (et que je n'ai pas vue depuis un bon bout de temps) et également une autre amie (avec qui j'ai le plaisir de travailler) accompagnée de son mari.

Le rendez-vous avec le docteur C. est fixé à 16 heures. Avec un peu de chance, on passera à 17h30 ou 18 heures. Je retrouve ma petite voisine, qui, elle, a rendez-vous juste après moi. C'est très bien, comme ça on pourra comparer nos résultats. C'est plus fort que moi, toujours cette idée de compète. Maillard, on se calme. À l'appel de l'infirmière (chef ?), on se précipite, François et moi, dans la minuscule cabine de déshabillage. Je suis tellement impatiente d'avoir les résultats qu'en douze secondes et demie je suis prête.

Comme nous devons partir à Méribel dans un mois et que je suis très organisée, je prépare une petite liste de questions à poser au docteur C... Du genre : « est-ce que dans un mois je pourrai faire du ski de fond (ou vaut-il mieux se cantonner au ski alpin qui fait moins travailler les bras) ? » « Quand pourrai-je remettre du déodorant ? Quand puis-je commencer la rééducation de mon bras gauche ? » etc.

La liste prête, on attend patiemment et on commence à avoir très, très chaud. Soudain, apparition du grand docteur, qui s'excuse de nous faire attendre mais il lui manque des résultats complémentaires qui, apparemment, tardent à venir. À tout hasard, je lui demande si c'est plutôt bon. Il dit que oui mais il n'a pas l'air convaincu.

Je n'ai pas le temps de poser une question supplémentaire qu'il a refermé la porte de ce qui est devenu un véritable hammam. L'attente se passe maintenant sous les Tropiques et j'ose quelques plaisanteries pour faire bonne figure. Ça nous paraît interminable. Ouf, enfin notre tour.

J'explique au docteur C. que j'avais peur qu'il nous ait oubliés dans le hammam et qu'on retrouve nos corps à la fonte des neiges. Ça n'a pas l'air de le faire rire. Il est peut-être préoccupé et puis tout le monde n'est pas obligé d'aimer mon humour. Voilà ce que je me dis. À cet instant je ne me doute pas que je suis en train de vivre mes derniers instants de rigolade pour un bout de temps.

Lui (M. C.) : Madame Maillard, j'ai de mauvaises nouvelles pour vous.

Moi : *(Ça y est, j'ai droit à la chimio, après tout ça n'est pas si grave, je m'étais préparée à cette éventualité d'ailleurs le champagne est au frais.)* C'est-à-dire ?

Lui : Il n'y avait pas une seule tumeur dans ce qu'on a retiré mais quatre, toutes très « agressives ». Il faut retirer le sein. Il faut faire ça très vite. Ensuite vous aurez quatre mois de chimio car on a trouvé des cellules cancéreuses dans les ganglions.

Moi : *(Je suis sans voix, j'ai l'impression d'être sur une autre planète. Le ciel vient de me tomber sur la tête et la lune avec. Je ne sais plus quoi dire, tout ça n'était pas dans les schémas possibles. Je suis là comme une potiche, ma liste à la main que je chiffonne discrètement.)* Ah ! bon. *(Glurp.)*

Lui : J'ai trois semaines d'attente, ça n'est pas moi qui pourrai vous opérer. On va voir sur le planning quel est le premier chirurgien disponible. Il n'y a pas de temps à perdre.

Moi : *(Re-glurp, en plus il me lâche le fumier. On est dans de beaux draps. Je n'ose même pas regarder François. J'ai envie de pleurer et de vomir. Tout va bien.)* On fait « ça » quand ?

Lui : *(Après avoir consulté le fameux planning.)* On a une date le 27 février. Ça sera le docteur L...

Moi : *(Je ne suis pas sûre d'avoir compris toutes les explications qu'il m'a données justifiant l'ablation du sein mais de toutes façons je n'ai pas le choix. Il a quand même l'air embêté, le pauvre. Je me demande ce que ça doit lui faire d'annoncer des nouvelles comme ça à ses patientes. Peut-être qu'à la longue il s'en fout ? Il voit tellement de malades qu'il ne doit même plus savoir qui est qui... Je ne saurai jamais s'il a l'air embêté par politesse ou s'il a deux doigts de sympathie pour le désarroi que j'affiche.)* Bon, d'accord *(comme si j'avais le choix !)*.

Il me faudra faire une radio du bassin, une échographie du foie (et du reste) et une scintigraphie osseuse, histoire de voir si Marcel n'est pas déjà parti se balader ailleurs. Vaste programme.

En repartant il me donne une petite tape affectueuse sur l'épaule d'un air de dire « courage, vous verrez tout se passera bien ». J'apprécie. Finalement ça le touche peut-être aussi.

François et moi regagnons le hammam. On est complètement groggy. En sortant je retrouve ma petite voisine et lui fais part des bonnes nouvelles. On peut dire que cette fois-ci j'ai fait fort sur la compète. Je la bats à plate couture. Elle, elle n'aura droit qu'à la chimio. Elle peut rester en possession de ses deux lolos.

Je ne sais pas bien comment je regagne la voiture. François me tient dans ses bras. Je pleure à moitié car je n'ai même pas la force de faire ça complètement. J'ai l'impression de vivre un mauvais rêve. Tout d'un coup une idée traverse ma tête. Et s'ils s'étaient trompés de dossier ? Une étiquette à la place d'une autre et hop ! Il m'avait dit qu'elle était propre ma bouboule. Ils se sont peut-être trompés de bouboule ? François m'arrête subitement dans mes chimères d'erreur médicale pour me proposer d'annuler le dîner de ce soir. Je suggère de le maintenir, ça nous obligera à penser à autre chose. Ça va être dur, mais on va se débrouiller. Je remercie le ciel d'avoir mis François sur ma route, je ne sais pas comment j'affronterais ça toute seule.

Arrivés à la maison nous commençons les préparatifs du dîner. Je suis comme un zombie et François aussi.

Tant bien que mal on arrive à préparer une petite table sympa. L'idée du gigot me lève le cœur (c'est bien la première fois que je n'ai pas faim !). À plusieurs reprises je vais me réfugier dans les bras de François, histoire de reprendre des forces. J'appelle une petite copine gastro-entérologue pour savoir qui elle me recommande pour la radio et l'échographie. En même temps je lui fais part des bonnes nouvelles. Avec son efficacité et sa gentillesse habituelles, elle m'arrange le coup pour le lendemain matin. Elle m'explique que je passerai un bien meilleur week-end en étant fixée qu'en étant rongée par le doute. Sa théorie s'avérera tout à fait judicieuse.

Déjà 20 heures et on sonne à la grille du parc. Derrière une énorme corbeille de plantes et de fleurs, je découvre ma petite copine (celle du brevet de pilote). Elle est vraiment adorable. Se souvenant de mes origines méridionales, elle a fait préparer exprès pour moi toute une composition de plantes aromatiques et de mimosa. Ça embaume les senteurs de mon enfance et tout cela me touche profondément. Pêle-mêle, je revois mes heures d'avion et nos grandes rigolades, mes balades en Provence, la cuisine de mon enfance. Pendant quelques minutes, j'ai oublié mon lolo. Merci Anne-Marie, tu ne peux pas savoir comme ça fait plaisir de te retrouver. Autour d'une coupe de champagne, on fête les bonnes nouvelles. J'ai l'impression de reprendre un peu du poil de la bête. Le goût du champagne et l'odeur de la sarriette. Rien de tel pour vous remettre en selle. Puis c'est l'arrivée de mon autre copine et de son mari. Lui disparaît derrière une « énaurme » gerbe de roses anciennes, pendant qu'elle porte péniblement un « énaurme » sac rempli de grands crus. J'ai envie de pleurer (encore) devant tant de gentillesse. Maillard, on se ressaisit. L'odeur du gigot qui « roustigne » dans le four finit par m'ouvrir l'appétit. On tient le bon bout. On a vraiment bien fait de maintenir le dîner. Dans les moments difficiles, on apprécie de se sentir entouré. La soirée sera très chaleureuse et finalement assez gaie. On se couche, épuisés. Les coups de massue, ça abîme.

Samedi 17 février

La radio et l'échographie sont prévues à 9h30 à la clinique où officie ma copine gastro. François et moi, on est complètement glauques après le choc et la soirée de la veille.

L'attente est d'autant plus longue que le pipi est interdit. Je me demande si je ne vais pas finir par faire une catastrophe au beau milieu de la salle d'attente. Finalement, c'est notre tour. J'angoisse au maximum. Pour peu que la radiologue me trouve un truc au foie ou ailleurs et le tableau sera complet. Elle a la gentillesse de me tenir au courant des résultats au fur et à mesure du déroulement de l'échographie. Elle a compris la situation et évite d'en rajouter côté suspense. J'apprécie beaucoup. Tout cela me paraît atrocement long mais c'est peut-être parce qu'elle semble travailler avec une grande méticulosité. Au finish, pas de trace de tache suspecte. Ouf! François et moi partons nous offrir un petit déjeuner au salon de thé du coin en attendant la rédaction du compte rendu. J'ai quand même l'impression que la machine fonctionne au ralenti. On rentre à la maison avec un souci en moins, c'est déjà ça. Ma copine avait raison, plus tôt on le fait, mieux on se porte. L'après-midi, je décide de faire les comptes. J'aurais mieux fait d'aller au cinéma. La situation est pour le moins acrobatique. De son côté, François a un mal de chien à refaire surface après un dépôt de bilan douloureux. Il ne fait pas bon être chômeur et ancien gérant de société : pour ce qui est de l'allocation chômage, on obtient des queues de cerises. Si ses revenus avaient été proportionnels aux efforts fournis, il serait maintenant richissime. Bon, plaie d'argent n'est pas mortelle. L'essentiel, c'est d'avoir la santé, comme on dit ! Bref les factures ont une fâcheuse tendance à s'empiler et à me narguer. Je me demande si un tirage au sort pour sélectionner les heureux élus qui seront payés ne serait pas, finalement, une solution assez équitable. Tout cela ne nous empêche pas de nous taper un petit coup de blanc. C'est un breuvage qui devrait être remboursé par la Sécu, il guérit beaucoup de choses. Le soir, j'appelle Mamie Nova pour lui signaler que je suis rentrée de Francfort. Elle m'apprend que mon père va être hospitalisé lundi. Tout va bien, ça continue. Plutôt que de m'attaquer aux comptes, j'aurais dû consulter mon horoscope. Maman ne comprend toujours pas que je ne « descende » pas la voir. Comment lui expliquer qu'il est hors de question que je perde mon tour à Curie ? Il faut que je trouve autre chose, alors j'invente des tas de problèmes de boulot avec, bien entendu, un nouveau périple dans la région de Francfort. Elle a l'air de gober mon histoire, mais semble convaincue que je suis un monstre d'égoïsme. Là, dilemme. Vaut-il mieux passer pour ce monstre d'égoïsme et ne pas lui créer de souci supplémentaire, ou vaut-il mieux lui lâcher la vérité et provoquer l'apoplexie ? On a opté pour la première solution. Quant au boulot, je décide qu'il est préférable à tous points de vue de ne pas parler de cette deuxième opération, de la chimio et du reste. La version officielle sera la suivante : mon opération s'est très bien déroulée, tellement bien que je vais suivre une semaine de rééducation intensive à Curie la semaine suivante. Comme tout ça sera très fatigant, je serai probablement absente une semaine ou deux après mon séjour à Curie. Il ne faut pas trop gratter, mais pour quelqu'un qui n'est pas trop au fait de ces choses-là, ça peut passer. Et puis zut, s'ils ne me croient pas c'est tant pis pour eux. Samedi soir, dîner tranquille, on peaufine la stratégie de lundi.

Dimanche 18 février

Journée plutôt calme, on récupère doucement. Il faut absolument que j'aie l'air en pleine forme lundi au bureau sinon personne ne va croire mon histoire. S'ils apprennent le coup de l'ablation du sein et de la chimio, ils me verront déjà dans le cercueil. Il ne manquerait plus que je perde mon boulot ! Bon, arrêtons de gamberger, c'est mauvais pour le teint. François a l'air patraque, il dit qu'il couve une grippe. Il a de la fièvre et ça m'ennuie de le voir tout chose. Il y a déjà assez d'une malade à la maison, et ce coup-ci il n'y a pas de compète.

Lundi 19 février, 8 h 30

J'ai fait un maximum pour le pomponnage et j'ai mis ma plus jolie veste. Boucles d'oreilles, maquillage bonne mine, sourire aux lèvres. Je déboule au bureau avec un grand : « Salut les filles ». Tout le monde me complimente sur ma bonne mine et sur ma forme pétillante. Je prends tout avec bonne humeur même les gros classeurs remplis de courrier en attente, qui, d'habitude, génèrent chez moi une sorte de répulsion phobique. Eh bien non, la forme est réellement là. Comme quoi la méthode Coué, ça marche impec. Je ne verrai pas passer la journée. Être de retour au bureau me donne des ailes. En fin d'après-midi, j'appelle à la maison pour avoir des nouvelles de l'autre front. Les « news » sont très mauvaises. La fièvre n'a fait qu'augmenter et je décide de rentrer à la maison dare-dare. Arrivée là-bas, je le retrouve dans un état semi-comateux. Comme ni lui ni moi n'avons jamais été malades je ne connais pas de généraliste. Je me souviens vaguement avoir noté l'adresse du copain d'une copine qui exerce dans le coin. Au hasard je l'appelle. Pas de chance, aujourd'hui il ne travaille pas. Grâce à la gentillesse de son assistante qui comprend mon désarroi, il sera prévenu et finira par venir sur les coups de 9 heures. Le diagnostic est légèrement différent de ce que j'avais imaginé puisqu'il s'agit maintenant d'une sévère infection urinaire. Je file à la pharmacie chercher les médicaments. La nuit s'annonce difficile et va effectivement le devenir. François dépasse les quarante de fièvre et divague à moitié. Dans son délire il émet des « oh, putain ! » et des « mon minou » pratiquement toute la nuit. L'appellation « minou » c'est sûr, c'est pour moi. Pour la putain je ne vois pas de qui il veut parler. On s'expliquera plus tard. Pour l'instant j'essaye désespérément de trouver le sommeil. Sinon, demain matin je vais être rétamée pour aller au bureau. Ça n'est pas le moment de flancher.

Mardi 20 février, 7 heures

La nuit a été plus que courte. Je suis lessivée et constate avec angoisse que François n'est absolument pas en état de promener Garrus. Quant à moi, c'est hors de question, il me précipiterait dans le caniveau en moins de deux. Lorsque je le tiens en laisse, il a tendance à me prendre pour un traîneau et à me tirer de toutes ses forces. Alors, les excentricités, mieux vaut les garder pour plus tard. Bon, mais moi je suis carrément « in the merdoum ». Il faut que j'aille travailler et je ne peux pas laisser ce gros nounours toute la journée sans qu'il ait fait ses petites (et grosses) commissions. Nouveau plan Orsec. J'appelle les copains au secours, l'intérim est en place pour la journée et je peux partir travailler tranquille. Mais dans quel état ! Apparemment, ça ne se lit pas trop sur mon visage. On fait maintenant de très bons produits de camouflage. Malgré ce savant ravalement matinal, le moral sera dur tenir. À midi, en guise de déjeuner, je pique un petit somme dans mon bureau. Le soir, j'appelle Mamie Nova pour savoir où est Papa. J'ai mauvaise conscience mais je ne vois vraiment pas comment je pourrais me diviser, laissant mes lolos et Marcel à Curie tout en envoyant le reste là-bas. J'apprends que Papa est entré à l'hôpital de

Grasse, mais je ne saurai pas grand-chose d'autre sur les soins qu'on lui a dispensés. Ce que je retiens, c'est que je ne suis vraiment pas sympa et que, tout de même, je pourrais trouver un moment pour venir l'aider. Que dire ? En attendant, j'espère que je vais passer une meilleure nuit car je n'arriverai pas à tenir jusqu'à la fin de la semaine à ce rythme-là. Finalement, il n'y a pas si longtemps que j'ai été opérée. C'est peut-être pour ça que j'encaisse moins bien. D'habitude je suis plus résistante. Les fils de François sont adorables et se relayent pour traiter le problème popo-Garrus. Ça nous fait un souci de moins.

Mercredi 21 février

François va plutôt mieux. On dirait que les antibiotiques commencent à faire leur effet. En revanche, je ne peux pas en dire autant en ce qui me concerne. Tout d'un coup, j'ai un petit coup de blues, sans doute la fatigue accumulée ces derniers jours. Et puis je dois avouer que chaque fois que je suis dans la salle de bains, j'ai un regard attendri pour mon lolo gauche qui n'a plus que quelques jours à vivre. Et s'ils s'étaient trompés de dossier ? Comment être sûre que c'est bien de mon lolo qu'il s'agit. Il y en a tellement là-bas. Bon, Maillard, arrête, tu te fais du mal ! On pense à autre chose et on essaye de faire un gros dodo pour se refaire une santé qui tienne jusqu'à vendredi.

Jeudi 22 février, 9 h 15

Conseil de direction. J'ai fait le maximum côté maquillage. Gros sourires et poignées de main. La nuit dernière, j'ai réussi à dormir et cela me facilite grandement les choses. Parfois, les sujets traités pendant la réunion me paraissent un peu dérisoires. Aujourd'hui, je dois admettre que je ne sais plus très bien faire la différence entre ce qui est important et ce qui ne l'est pas. Par moments, j'ai la sensation d'être sur la lune tout en observant les autres en bas se noyer dans un verre d'eau. Cela ne m'empêche pas de traiter les affaires courantes de façon consciencieuse, mais quand même, j'ai le sentiment de voir les choses différemment. Va comprendre Charles ! Le soir, j'apprends qu'on a transféré mon père dans un hôpital minable et qu'on ne lui a fait aucun examen. Je me sens très impuissante. On se calme. Les choses s'arrangeront certainement demain.

Vendredi 23 février

Réunion traditionnelle du vendredi avec mes collaborateurs les plus proches. En même temps que j'annonce la réorganisation du service, je leur fais part de mon absence pour une quinzaine de jours (à mon avis, ça risque d'être plus. Mais bon, on verra bien comment je me sens après la deuxième opération). De retour à mon bureau, je mets quand même les bouchées doubles pour laisser la cuisine propre avant de partir. Mon petit doigt, en qui j'ai toute confiance depuis le diagnostic de ma gynéco, me dit que je risque de déserter mon poste pour un petit bout de temps. À midi, on se fait livrer des pizzas dans mon bureau, à partager avec les quelques fidèles au courant de mes escapades à Curie. Je leur confirme que je vais entamer une rééducation intensive toute la semaine (et quelle rééducation, je sens que ça va être assez sportif!). Curie, après avoir été sur le territoire de Francfort, va maintenant se transformer en Gymnasium, l'espace d'une semaine.

Samedi 24 février

À défaut de préparer les affaires de sport pour la semaine prochaine, je reconstitue mon stock de liquettes. Je ne sais pas pourquoi mais j'ai comme le pressentiment qu'ils vont me recoller ce fameux casier à homard. À défaut de le raccorder à feu mes ganglions ils trouveront bien un autre endroit (genre sous le menton, pourquoi pas ?) pour arrimer le pipe-line.

Le soir, j'appelle Mamie Nova pour prendre des nouvelles. Elle m'apprend que mon père va séjourner dans un autre établissement où, théoriquement, il devrait être mieux traité.

Ouf, je me sens mieux. Je lui explique également que je vais devoir repartir à Francfort toute la semaine.

Elle : Ma pauvre chérie, toi qui n'aimes pas la charcuterie, tu n'as pas de chance. Ils pourraient t'envoyer dans un autre endroit.

Moi : C'est ça, Maman, je leur dirai.

Dimanche 25 février

J'ai vraiment l'impression de vivre un dimanche de pensionnaire avec retour au pensionnat le lundi. Mon paquetage est prêt, liquettes, « Walkman », bouquins... Je commence à être au point. Le soir, dans la salle de bains, je contemple à nouveau mon lolo gauche qui va bientôt aller rejoindre les ganglions. Pauvre petit « bichou ». À nouveau, j'angoisse sur ma future voisine.

Lundi 26 février

Nouveau déjeuner du condamné avec François, copieusement arrosé au sauvignon de Saint-Bris. Heureusement qu'il n'y a pas d'Alcotest à l'entrée de Curie sinon je serais « faite ».

14 heures. Arrivée au pensionnat. Je commence à bien connaître l'établissement. Cette fois-ci, je suis localisée dans la chambre située juste en face du poste de soins, P.C. opérationnel des infirmières. Impeccable, en cas d'urgence elles arriveront plus vite. Il faut po-si-ti-ver. Je découvre ma nouvelle voisine. Aïe, aïe, aïe... La télé est allumée, au programme : *Les feux de l'amour*... Comble de malheur, l'aide-soignante (dont j'aurai la délicatesse de taire le nom pour ne pas lui attirer d'ennuis) a l'air d'être une familière du feuilleton en question et s'installe confortablement à côté de mon futur lit afin de visionner l'épisode d'aujourd'hui. J'ai soudain peur que cette chambre ne soit l'annexe « télé » du poste de soins. Après la fin du feuilleton, je ferai la connaissance de ma voisine (qui a l'air de beaucoup apprécier la télé). Elle part après-demain, pourvu que la suivante ne soit pas une fan des « soaps » sinon je suis foutue. Demain, je m'en moque, je serai probablement trop glauque pour que ça me dérange. Je repars aussi sec

me balader avec François et ne reviendrai que pour le dîner (servi à l'heure du thé). Ensuite, comme d'habitude, « Walkman » et bon bouquin, on n'a rien trouvé de mieux. Je suis en pleine forme et m'étonne moi-même. Ils ont peut-être mis de l'hallucinogène dans le potage, qui sait ? En tous cas, je passe une très bonne nuit.

Mardi 27 février

Une fois de plus, ils me font le coup de l'opération en fin de matinée, voire en début d'après-midi. Ce n'est vraiment pas chic. Je vais encore avoir une dalle horrible toute la matinée. Ce n'est déjà pas rigolo de se faire retirer le lolo, si en plus il faut faire ça en criant famine. Quel enfer ! À midi arrive le « chauffeur », qui va m'emmener au bloc. Ma voisine lui offre des chocolats. L'ordure, il se les tape sous mon nez. En plus, il en prend un ou deux pour la route qu'il pose délicatement sur mon couvre-lit, histoire de prolonger mon martyre. Je me vengerai, je ne sais pas comment, mais c'est sûr, je me vengerai ! Je mémorise bien sa tête afin de ne pas me tromper de victime. Longue attente à l'entrée du bloc. La dernière cliente ne doit pas encore être « finie ». Je prends les choses du bon côté, le Valium qu'ils m'ont donné en guise de petit déjeuner me rend zen. Une fois installée au bloc, je discute le bout de gras (c'est le cas de le dire !) avec le nouveau chirurgien. Je m'assure qu'en retirant le lolo il retirera bien la cicatrice de la première opération, ça serait tarte que je me retrouve sans lolo et avec deux cicatrices. Mieux vaut vérifier les détails pratiques avec le chef de chantier avant que le gros œuvre ne commence. Il me rassure tout de suite en dessinant avec un gros crayon l'emplacement de ma future balafre. J'ai l'impression que je ne vais pas être déçue !

Comme la première fois, je m'endors sur la plage d'Hatainville avec François et Garrus, mais cette fois-ci j'ai réglé le thermostat un peu moins chaud. Je l'ai mis sur « début d'été », c'est beaucoup mieux. On respire.

Je me réveille dans une torpeur délicieuse, ça plane pour moi. Un seul hic, ils sont en train de me retirer une espèce de tuyau de la gorge et c'est particulièrement désagréable. Il ne faudrait pas qu'ils traînent trop sinon je vomis mon Valium. Après un court séjour en salle de réveil, je rentre dans ma chambre plutôt en forme et, apparemment, en avance sur le planning. Aussi sec, je prends mon téléphone et appelle François en lui expliquant que ça fait une heure que je l'attends. C'est le deuxième lapin qu'il me pose au sortir du bloc. Il devrait s'habituer maintenant. J'ai le réveil rapide, ce n'est pas de ma faute. Si jamais je reviens en troisième semaine, je l'attache au pied du lit. Comme ça, je serai sûre d'avoir sa petite mimine à portée de main au réveil. Je vérifie : ils m'ont bien retiré le lolo gauche, pas d'erreur de ce côté-là. C'est déjà ça. À gauche morne plaine, à droite le ballon des Vosges. Je sens qu'il va y avoir de la gîte à tribord. Il va falloir s'organiser.

Le soir, dîner avec mon petit François, à qui j'ai déjà pardonné d'avoir déserté mon réveil. Le menu spécial retour du bloc est assez frugal mais il a le mérite d'exister. J'engloutis dans la foulée potage, compote et yaourt. Je me serais bien tapé une choucroute, mais bon !

Ma voisine, qui s'en va demain matin, est scotchée à sa télé. Après le départ de François, je reprends les ustensiles habituels, à savoir, le « Walkman » et le bouquin. Une petite piqûre de morphine me permettra de passer une nuit tout à fait acceptable d'autant plus qu'ils m'ont, à nouveau, affublée du fameux casier à homard. Je le sentais ! Ils doivent avoir un sacré prix de gros sur les bocaux et les épuisettes !

Mercredi 28 février

Réveil de bonne heure, de bonne humeur. Au programme, ravalement et liquette du dimanche. J'ai maintenant acquis une certaine dextérité dans le maniement du casier et le résultat sera tout à fait acceptable.

Arrivée dans la chambre d'une petite élève infirmière toute souriante qui me demande si j'accepte d'être sa cliente « pilote ». Un peu inquiète, je demande en quoi cela consiste. Réponse : il me faudra répondre à un questionnaire et c'est elle qui me prodiguera les soins infirmiers. Il fallait que ça tombe sur moi. Je n'ose pas lui demander en quelle année elle est, ça fait mesquin. Je n'ose pas non plus proposer ma voisine de lit, qui n'a pas eu cette grande chance d'être sélectionnée. Je flaire le coup, on a dû lui dire que j'étais une cliente plutôt gaie et pas trop emmerdante, et hop, elle s'est ruée sur moi comme la vérole sur le bas clergé. Il y a des fois où je me dis que ma gaieté permanente me joue des tours. Bref, pour en revenir à la petite, je ne peux pas lui refuser ça, ça ne serait vraiment pas chic de ma part. Va pour le cobaye ! Surtout, ne pas montrer qu'on fouette un maximum, ça ne serait pas gentil pour elle. Courage, fuyons !

11 h 30. Départ de ma voisine. Mon petit doigt me dit que la suivante va être sympa et j'ai maintenant une très grande confiance en lui. Pimpante, j'accueille François, qui va me tenir compagnie pour le déjeuner. Petit moment de tranquillité avant le prochain arrivage. Ici les lits n'ont pas le temps de refroidir !

12 h 30. Arrivée de François. Je lui trouve une drôle de tête. Il ne lui faudra pas longtemps pour m'apprendre la catastrophe : une de nos amies très proches vient de perdre son fils de vingt ans. Je suis liquéfiée sur place. Elle et son mari sont en vacances à l'étranger, ils doivent rentrer à Paris demain. Je pense à elle et je me dis que mon Marcel à côté de tout ça, c'est de la gnognote, du pipi de chat. Je suis écœurée par tant d'injustice. On se dit que ce n'est pas possible que Dieu existe quand on voit des saloperies pareilles. Moi, passe encore, j'ai quarante-sept ans et j'ai eu le temps d'en profiter mais lui ?

14 h 30. Arrivée de ma nouvelle voisine. J'essaye de ne pas trop montrer le coup de massue que je viens de prendre dans la figure avec la bonne nouvelle du jour. Clin d'œil à François.

Elle a l'air très bien. Cette première impression se révélera tout à fait exacte. Ouf ! Elle et son mari ont l'air étonné de me voir en si bonne forme le lendemain de mon intervention. Je crâne un peu !

Les visites se succèdent à un rythme effréné comme la première fois. Le standard chauffe de la même façon. Aujourd'hui, j'ai produit 130 cm^3 de lymphe. Avec un score pareil, je ne suis pas près de sortir. Je finis par croire que je suis une vraie vache à lymphe, dommage que le produit ne soit pas commercialisable, ça mettrait du beurre dans les épinards. Mon esprit mercantile me fait parfois honte !

François, comme d'habitude, me tient compagnie pour le repas du soir. Le moral est loin d'être au beau fixe. Je ne peux pas m'empêcher de penser à ma copine et je me sens bien impuissante.

22 heures. François m'appelle et me donne plus d'informations sur le malheur qui a frappé le fils de notre amie. Je reste un minimum de temps au téléphone pour ne pas gêner ma voisine, qui, elle, veut peut-être dormir. J'éteins la lumière, je reprends mon « Walkman » et je pleure. J'ai la rage au cœur devant une telle injustice. J'inonde l'oreiller avec. Le sommeil sera très long à venir.

Jeudi 29 février

Premier geste au réveil, remonter le casier et vérifier les niveaux, puisque c'est ça qui conditionne mon départ. Victoire ! Le niveau n'a pas bougé depuis hier. À tous les coups, je vais pouvoir sortir demain matin. Avant d'annoncer la bonne nouvelle à François, mon petit doigt (toujours lui) me dit que je devrais attendre le passage de l'infirmière. Il (mon petit doigt) a, une fois de plus, raison. D'après l'avis de la spécialiste ès bobos, le drain doit être bouché. Merdoum, mes espoirs s'effondrent ! De toutes façons, elle va me le retirer. Zut, ça va être la petite élève. Pourvu qu'elle ne me loupe pas. Avant qu'elle entame le chantier, je vérifie discrètement que l'autre infirmière est bien à côté d'elle, en cas de dérapage. Je suis médisante car tout se passe très bien et je ne sens (pratiquement) rien. Ouf !

L'après-midi, le défilé des copains se poursuit. À la demande du chirurgien qui m'a opérée, j'ai droit à la visite du chimiothérapeute. En effet, j'ai un petit problème logistique à résoudre. Bien avant que je ne connaisse toutes les péripéties que j'allais traverser et la naissance de Marcel, nous avions projeté, comme tous les ans, d'aller passer quinze jours à Méribel. C'est mon grand bol d'air de l'année et j'ai l'impression que, cette année, j'en ai encore plus besoin que d'habitude. J'ai parlé de ce petit problème au chirurgien pour qu'il en parle au chimiothérapeute et qu'on voie ensemble s'il était possible de planifier les séances de chimio en me dégageant ces quinze jours. Sans grand espoir. Eh bien, je me suis trompée une fois de plus. Non seulement il lui en a parlé, mais le chimiothérapeute s'est déplacé personnellement jusqu'à ma chambre pour étudier le problème. Pour ne pas déranger ma voisine, qui vient de remonter du bloc, nous nous installons dans le bureau des infirmières. Calmement, ce monsieur m'explique comment les choses vont se passer et quels sont les effets secondaires prévisibles. La chimiothérapie se déroulera sur quatre périodes de quatre semaines. Une perfusion le premier jour de la période, une seconde perfusion une semaine plus tard et trois semaines pour digérer tout ça. À la fin de chaque période on mesure le nombre de globules blancs et de plaquettes. Si le niveau est correct, on continue, sinon on attend que la bête soit d'aplomb avant d'entamer la période suivante. Chaque perfusion dure à peu près une heure. Tout aussi calmement il me rappelle que je n'avais pas qu'un foyer cancéreux mais quatre foyers très agressifs. Je comprends tout d'un coup le pourquoi de la course contre la montre de mon opération. J'ai frôlé le désastre. Ça me fait froid dans le dos. Ce qu'il m'explique maintenant, c'est certainement ce que le docteur C. m'ait déjà exposé ce vendredi noir de février, mais je n'étais probablement pas en état de comprendre. Là, maintenant, je comprends tout, et je réalise que je suis sacrément contente d'être toujours en vie, même avec un lolo en moins. J'ai une petite pensée émue pour le diagnostic si sûr de ma gyneco. Tiens, d'ailleurs elle a dû recevoir le compte rendu de ma première intervention. Peut-être était-elle si sûre de son pronostic qu'elle n'a pas jugé bon de le lire ? En tous cas, elle qui me suit depuis bientôt quinze ans n'a pas trop encombré mon répondeur pour prendre de mes nouvelles. Je pense à toutes celles pour lesquelles elle se trompera de la même manière et qui n'auront peut-être pas un petit doigt aussi fiable que le mien. Paix à leur âme. J'apprécie que ce monsieur (le chimiothérapeute) ait eu la gentillesse de se déplacer jusqu'à ma chambre, de se pencher sur mon dossier avant de venir, de me consacrer un temps qui lui est certainement très précieux à m'expliquer le pourquoi du comment et faire en sorte que l'on préserve mes vacances. Il doit savoir que contribuer au bon moral du malade joue un rôle très important dans le processus de guérison. Grâce à lui, je pourrai aller respirer l'odeur des cimes. Il ne peut pas savoir comme il me fait du bien au moral ! On mettra la quinzaine entre deux séances de chimio, impeccable.

Peu de temps après arrive une autre visite. La chambre 332 est devenue un endroit très « mode » et donc très fréquenté. Ma voisine refait surface et m'invite à recevoir ma nouvelle visiteuse dans notre boudoir commun. Cette fois-ci, il s'agit d'une bénévole de l'association Vivre comme avant, qui a la délicate attention de venir jusque « chez moi » (si je puis dire) me présenter le rôle de ce mouvement créé par des femmes qui, comme moi, ont subi l'ablation d'un lolo. Elle est élégante et très aimable. Je lui demande si, à elle aussi, on lui a retiré un lolo. Question idiote, puisqu'elle fait partie du mouvement. Maillard, il est grand temps que tu ailles récupérer tes neurones à la consigne. Bref, elle me prodigue tout un tas de conseils pratiques qui me sont bien utiles, et en plus elle pousse la gentillesse jusqu'à m'offrir un faux lolo en mousse de couette (ou quelque chose d'approchant). J'avoue que ça me fait drôlement plaisir, j'étais vraiment plate du côté gauche et j'avais comme l'impression qu'on ne voyait que ça. Moi qui envisageais de remplir le bonnet gauche de mon « soutif » avec mes deux dernières paires de chaussettes (à la guerre comme à la guerre !). Grâce à elle, j'aurai donc l'air beaucoup plus présentable en quittant l'établissement. En prime, elle me remet un livret qui résume les conseils pratiques et répond aux questions habituelles qu'on peut se poser (et il y en a !). Je le garderai précieusement. Chapeau à cette dame pour son tact et son efficacité. L'exemple typique et illustré d'une association utile.

Vendredi 1er mars

Hourra ! J'apprends que la sortie est prévue pour demain. La courbe du moral prend tout à coup des airs d'envolée. En plus, ma voisine est vraiment très agréable, ce qui ne gâche rien. *Les Feux de l'amour* n'ont pas réussi à gagner notre clientèle. On aime toutes les deux les bouquins et la musique, ça tombe bien pour nous, mal pour l'aide-soignante, qui a dû se trouver un nouveau point de chute pour l'après-déjeuner. Comme la première fois, les visites se sont succédé à un rythme d'enfer pendant toute la durée de mon séjour. Je suis très fière de moi car, que ce soit lors du premier séjour ou pendant le second, je me suis levée, habillée et maquillée tous les jours. En dehors du jour même de l'intervention, mon lit n'aura pas été beaucoup usé et c'est tant mieux. Je suis sûre que cela a largement contribué à ma bonne forme.

Samedi 2 mars

Aujourd'hui, c'est la sortie. Je suis super contente et, à la fois, presque triste de quitter tout le monde. Avec le temps, je finis par connaître l'ensemble du personnel et tous les recoins de la maison. On prend ses petites habitudes. Ils sont tous vraiment très sympa alors j'ai comme un petit pincement au cœur. Je les aime tous beaucoup, mais j'espère quand même ne pas revenir en troisième semaine. Une petite infirmière tout aussi sympa vient faire mon pansement du dimanche et en profite pour ponctionner la lymphe qui refuse de s'expatrier dans le casier à homard (pour cause d'embouteillage). Je suis « esbroufée » par la quantité de liquide qu'elle va retirer. Pour parler franchement, la vue du sang me donne le vertige, même quand il s'agit du mien. Je me demande même si je ne vais pas tourner de l'œil. Noyade dans un récipient de lymphe, ça ferait chic. J'explique tout ça à la gentille infirmière, qui a la délicatesse de me débarrasser du réceptacle avant que le tout ne s'effondre. Ouf, me voilà pansée, ponctionnée, pomponnée, prête à partir. L'allure est presque printanière. François me demande de mettre la pédale douce ce week-end et d'essayer, je dis bien essayer, de n'inviter personne pendant deux jours. On va essayer, promis juré.

À midi, crevettes et coup de blanc. Ça requinque les globules. On enchaîne sur les célèbres coquilles Saint-Jacques du père François, un régal. Tout d'un coup, je me mets à penser que je lui dois certainement la vie et je ne sais pas comment je pourrai, un jour, le remercier assez pour ce qu'il a fait. Je pleure sur mes coquilles, c'est l'inondation généralisée. On frôle le raz de marée.

Le soir, dînette en amoureux. Le téléphone n'arrête pas de sonner et François assure le standard. J'appelle Mamie Nova pour lui raconter mon deuxième voyage à Francfort. Je commence à être très au point sur la charcuterie teutonne. Maman me raconte les multiples problèmes de santé auxquels ils ont à faire face. Elle m'explique à moi qui ai la chance d'être en parfaite santé, que je ne peux évidemment pas les comprendre. Je ne sais pas bien quoi répondre alors, lâchement, je change de sujet. Après le blabla habituel sur les conditions météorologiques à Paris et dans le Var, les mérites comparés des charcuteries germanique et française, l'avenir de la société en général, on s'embrasse gentiment et on remet ça à la semaine prochaine.

Dimanche 3 mars

Les bonnes résolutions de vendredi sont passées au panier. C'est le défilé des copains. Le premier vient nous aider à venir à bout de l'énorme marmite de moules que François a préparée pour le déjeuner. Les suivants assurent le relais pour le café. On poursuit avec le thé et la brioche de 5 heures, histoire de faire le lien avec l'apéro du soir. Après le dîner (frugal) je m'effondre littéralement. La vie trépidante menée toute la journée, à un rythme d'enfer, a certainement précipité ce délabrement généralisé. Pas de chance, la nuit sera courte.

Lundi 4 mars

Je me réveille vers 4 heures. Ma cicatrice me tiraille et j'ai le bras endolori. Je ne mets pas longtemps à comprendre que j'ai encore joué la vache à lymphe. Ça fait *floc floc* dans tous les coins. Il ne manque que les poissons rouges et le tableau serait complet. François dort comme un bienheureux, j'ai comme l'impression qu'il ronflotte. À côté les vrombissements apocalyptiques de Tata Rosa, les ronflements de François, c'est du travail d'amateur. N'empêche, je ne me rendors pas et décide de faire l'ouverture au rayon « pansements-bobos petits et gros » de Curie. Une petite infirmière de choc me réglera ça en deux coups de cuillère à pot. Ce coup-ci, je la préviens que la vue du sang me met dans un état comateux. Je regarde d'un côté, elle fait dégager la lymphe de l'autre. Bravo maestro, rien vu, rien senti. Elle ne sait pas encore qu'elle va me revoir tous les deux jours jusqu'à mon départ à Méribel ! On aura le temps de faire plus ample connaissance. Pendant que je suis dans les locaux, j'en profite pour aller dire un petit coucou à mon ex-voisine du boudoir 332. Mme Beaubourg, c'est comme ça que je l'ai appelée, à cause des trois casiers à homard dont « on » l'avait affublée au retour du bloc. Deux d'un côté et un de l'autre, c'est très pratique pour se mouvoir. Tout ça vous donne un air de pieuvre, ma foi, assez gracieux. Malgré tout cela elle a réussi, je ne sais pas comment, à garder son élégance naturelle. Compliments, Mme Beaubourg ! Ça me fait très plaisir de la revoir, la galère commune, ça crée des liens. Elle a l'air en bien meilleure forme et on papote joyeusement comme deux collégiennes quand arrive le chef (le célèbre docteur C.) pour sa visite après-vente. Apparemment mon visage lui dit quelque chose (ça me flatte) et il a l'air surpris de me voir là. En général les malades ne reviennent pas sur le lieu du crime, à moins d'y être forcées. Je lui parle du pays, de ma ponction et du livre que je suis en train d'écrire. Tout cela a l'air de l'amuser et de l'intriguer à la fois. Je le rassure sur le caractère plutôt gai et optimiste du grand chantier littéraire que je viens de commencer. Promis juré, si je le cite je lui ferai relire le manuscrit avant. Je rentre à la maison guillerette, ravie d'avoir déposé ma lymphe au comptoir des pansements et d'avoir présenté mon projet au spécialiste ès lolos.

Mardi 5 mars

Demain a lieu la visite post opératoire avec le chirurgien. La première s'étant vraiment mal passée (voir la journée noire du vendredi 16 février), nous mettons en route, François et moi, le énième plan Orsec. D'abord, rassembler tous les grigris disponibles afin de mettre toutes les chances de notre côté, ce que nous n'avions pas fait la première fois. Une de nos amies, un peu médium à ses heures, nous conseille de jeter du sel en arrivant là-bas. D'autres nous disent que le sel n'est pas conseillé du tout car il provoque des disputes. À qui se fier ? Ça n'est pas le moment d'aller nous mettre le chirurgien à dos. On ne sait jamais, on pourrait encore avoir besoin de lui. Bon, pour le sel, on avisera demain. Entre-temps arrive un somptueux bouquet de fleurs bleues (ma couleur fétiche) envoyées par mon amour de voisine à la campagne (là où nous avons notre maison de week-end dans l'Oise). Elle est vraiment adorable d'avoir eu ce geste si délicat et je suis sûre que ses fleurs vont me porter bonheur. Solange, tu ne le sais pas mais je te place, toi et ton bouquet, en première position sur la liste des grigris. Bon, l'inventaire est maintenant fait, on verra bien demain. Il est temps d'aller dormir et de reprendre des forces.

Mercredi 6 mars

J'ai le trouillomètre à zéro. Chat échaudé... Les grigris sont rassemblés, j'ai mis ma montre verte au poignet, ma feuille de ginkgo biloba en broche sur ma chemise, le lapin rose dans mon sac à main et une fleur bleue dans un Kleenex. Pour le sel, finalement on a décidé de s'en passer. J'ai peur que ça ne se retourne contre nous. On en a dans le coffre da la voiture, au besoin on pourra toujours aller en chercher. Comme d'habitude on nous fait patienter une bonne heure et demie. Avant de passer à la visite avec le chirurgien, j'ai droit à un nettoyage de ma cicatrice et à une petite ponction de lymphe, histoire de ne pas perdre les bonnes habitudes. Puis passage dans la fameuse cabine de déshabillage que je devrais plutôt baptiser « sauna ». Et là, même topo que la première fois : il nous faut attendre à nouveau car, paraît-il, le chirurgien veut d'abord discuter de mon dossier avec le chef de service de chimiothérapie. Oh là là, tout ça sent le roussi ! J'ai envie de me rhabiller et d'aller chercher le sel dans la voiture. Trop tard, la porte s'ouvre. Je suis décomposée. À force de trop jouer avec mes nerfs ils vont finir par me détraquer. Ô surprise, je suis accueillie par un « les nouvelles sont très bonnes ». Comment dois-je percevoir la bonne nouvelle ? Veut-il dire que c'est moins pire que si ça avait été plus pire ? Qu'on va me retirer le deuxième lolo mais que je pourrai garder le troisième grâce aux miracles de la médecine moderne ? Que je vais pouvoir rester en vie encore deux ou trois semaines ? Dans l'échelle de Richter du bobo, je ne sais plus bien où sont mes repères. Ses explications m'autorisent à penser (il est préférable d'utiliser maintenant le langage diplomatique, ça laisse toutes les ouvertures pour la suite), m'autorisent donc à penser que le reste du lolo laissé au bloc (et envoyé au labo pour analyse) n'était pas complètement gangrené. En gros, je comprends qu'il n'y avait pas de cellules cancéreuses dans ce que je leur ai laissé la deuxième fois. Je n'ose pas demander s'il est possible de récupérer tout ça et de me le recoller. Si c'était possible, ça se saurait. C'est quand même dommage, un beau lolo comme ça, quel gâchis. C'est vrai qu'avant d'aller le réduire en bouillie sous le microscope on ne pouvait pas savoir et que c'était trop risqué de le garder. Comme je ne suis pas rancunière, je ne vous jetterai pas de sort, docteur L. Comme il ne faut pas exagérer dans le registre des bonnes nouvelles, on passe au rayon de la chimiothérapie, à laquelle je ne pourrai pas échapper. Deux séances par mois pendant quatre mois, première séance dans deux jours. Pas de temps à perdre, on n'est pas là pour rigoler.

Jeudi 7 mars

Deuxième rencontre avec le chimiothérapeute (le monsieur qui était venu me voir lorsque j'étais hospitalisée et grâce à qui j'ai pu sauver mes vacances à Méribel). À partir de ma taille et de mon poids, il calcule la dose de goodies qu'on va gentiment m'injecter dans les veines. Je serais bien tentée de tricher sur mon poids et de me rapetisser, histoire de minimiser la casse. Mais je finis par me dire que c'est complètement tarte, autant mettre toutes les chances de mon côté. J'ai droit à l'énoncé terrifiant des effets plus ou moins désirables de la chimio, les nausées, la baisse de globules blancs en milieu de mois, la chute (éventuelle) des cheveux en fin de mois, etc., vaste programme. Bon, il sera toujours temps d'aviser en cours de route.

L'après-midi ont lieu les obsèques du fils de mon amie. Ça m'est insupportable de la voir dans cet état, je ne peux me résigner devant tant d'injustice. Je suis à moitié dans les vapes, j'ai à nouveau de la lymphe plein la maison, la cicatrice me fait un mal de chien. Nous partons comme des voleurs. J'ai honte mais je n'ai plus la force ni d'aller embrasser mon amie, ni d'aller voir les autres. La seule force qui me reste est utilisée à produire des larmes en grande quantité. Ça soulage.

Vendredi 8 mars

Lundi, c'est raviolis, mardi, cannellonis... Vendredi, c'est chimio. Appliquant ma grande théorie, qui dit que ce n'est pas parce qu'on est malade qu'il faut aussi être moche, je me suis faite toute belle pour ce grand jour. Avant d'aller me faire gentiment perfuser, passage obligé à la ponction de lymphe. Comme d'habitude, j'en ai produit un maximum. Ça commence à m'agacer cette histoire, il serait grand temps que la source se tarisse. Heureusement, la gentillesse de l'infirmière fait passer la pilule. On procède toujours de la même manière puisque la recette fonctionne bien, regard à droite, lymphe à gauche, personne ne se croise. Pas de temps à perdre, on enchaîne dans la foulée sur la chimio. Comment décrire l'endroit ? J'hésite entre la ruche et la cour des Miracles, tout le monde s'agite dans tous les sens. La salle est divisée en boxes, où sont installés les malades. Tout le monde voit tout le monde, pas de cachotteries. Ainsi, dès mon arrivée dans le box qui m'est attribué, j'ai la joie de découvrir ma voisine d'en face en train de vomir copieusement dans son haricot. Dans le box immédiatement attenant est installée une énorme dame avec une sorte de trocart planté dans son énorme lolo et relié à une espèce de seringue installée dans une ceinture banane. La panique m'envahit tout d'un coup. Pourvu qu'ils ne me plantent pas la même chose dans l'unique lolo qu'il me reste et qu'ils ne me gratifient pas du même accoutrement. J'ai à peine le temps de me poser ces questions qu'arrive l'infirmière qui va s'occuper de moi. Elle commence par m'arroser généreusement le cuir chevelu. C'était bien la peine de me faire le brushing du siècle avant de venir. Je sens que ça commence très fort. On embraye sur la description des produits qu'elle va m'injecter. Le premier fait vomir, le deuxième fait perdre les cheveux et l'autre donne des aphtes. Voilà, livrés en vrac, les fameux effets secondaires. Mais... pas de panique, si ça se trouve, tout se passera très bien. Il paraît que ça dépend des tempéraments. Il y en a qui réagissent plus ou moins fortement. D'emblée, je décide que tout va bien se passer. D'abord mettons toutes les chances de notre côté et enfilons ce merveilleux casque à pointe qui sort tout droit du congélo. Il paraît que ce joli petit chapeau bleu est supposé rétracter les vaisseaux du cuir chevelu, évitant ainsi au « produit » d'irriguer la zone en question pendant la perfusion. Il paraît aussi que ça ne marche pas à tous les coups. En ce qui me concerne, j'ai décidé d'y croire aussi fort qu'au Père Noël quand j'étais petite. Attachons les ceintures, la fête commence. On enfile le fameux casque et on se retrouve la tête dans la banquise. Je cherche les phoques et les ours blancs pour m'accompagner dans mon trip polaire mais point d'animal à l'horizon. Avec un peu d'imagination et par défaut, je transforme la grosse dame d'en face en éléphant de mer. La pauvre, si elle savait. Je rigole toute seule sous mon casque. Puis arrive la tuyauterie, on pique dans la main (ouf, pas dans le lolo) et on raccorde la plomberie. J'en prends pour une petite heure, histoire de laisser aux poches de liquide raccordées à l'autre bout des deux tuyaux le temps de se vider complètement. Comme si ça ne suffisait pas, on pique également dans un des deux tuyaux pour envoyer un troisième produit. Non, c'est trop... gardez-en pour les autres. Dans des situations pareilles, c'est fou ce que je suis partageuse. En attendant, je pèle de froid, la banquise, ça va un moment... d'ailleurs l'éléphant de mer vient de partir, le décor s'effrite, il serait temps d'arrêter la plaisanterie. Un petit regard furtif en haut du mât de cocagne me permet d'espérer la clôture des festivités dans les cinq minutes, pas plus. Gagné ! Cinq minutes plus tard, je suis libérée de la tuyauterie. J'ai le look ravageur, la mine défaite, le cheveu écrasé tout mouillé et je tremble comme une feuille. Je n'aurais peut-être pas dû me regarder dans la glace car ça m'a foutu un vieux choc.

Voyant ma mine désespérée, l'infirmière m'indique qu'il y a un séchoir à cheveux au fond de la salle. C'est quand même sympa, ils pensent vraiment à tout ici. Je me précipite avec un double espoir en tête, me réchauffer et me rendre à peu près présentable. L'objectif est presque atteint. En reposant le séchoir, je m'aperçois qu'ils ont poussé le sens du détail pratique jusqu'au bout en disposant sur la coiffeuse qui sert d'établi les catalogues des meilleurs perruquiers de Paris. J'en prends un de chaque, au cas où. Quand je pars, on me remet une ordonnance de bains de bouche (contre les aphtes) et de suppositoires (antibeurk). Avec ça je suis parée. Je file à la pharmacie pour commander la préparation en question. La potion sera prête dans la soirée.

Je regrette sincèrement de m'être précipitée sur la mixture car elle est franchement immonde. On dirait un mélange de Domestos au pin des Landes, de Jex Four et de Destop. Après l'avoir essayé, on regrette que ce ne soit pas du Domestos, du Jex Four, etc. C'est comme la panse de brebis farcie. Au départ on pense que c'est de la m…, et après l'avoir goûtée, on regrette que ça n'en soit pas. Là, sans rigoler, j'ai vraiment envie de vomir mon quatre-heures. Quand je pense qu'il va falloir que je me fasse des bains de bouche avec « ça » pendant quinze jours. Ça me donne le frisson. En plus, c'est d'un pratique ! La mixture, une fois préparée, ne se garde que quarante-huit heures et au frigo. Ça va être commode pour Méribel. À tous les coups, ils ne vont jamais avoir ce genre de produit en rayon. Là-bas, on trouve plutôt le baume anti douleur ou la crème solaire, mais pas un truc pareil. J'ai intérêt à assurer avant de partir car le départ est prévu pour vendredi prochain (si tout va bien après la deuxième chimio).

Retour à la maison, tout va plutôt bien. J'ai eu le temps de me réchauffer et l'antibeurk a l'air de faire effet. Comme j'ai oublié de demander combien de temps durait cet effet, j'en profite pour faire un maximum de choses avant que le carrosse ne se transforme en citrouille. J'en profite également pour partager un petit coup de blanc avec François à l'occasion du déjeuner qui, ma foi, a l'air de très bien passer. L'après-midi, courses à Carrefour, le carrosse semble tenir le choc. Dans la grosse liste de courses, j'ajoute une petite bassine en plastique (bleue, eh oui !) au cas où je rendrais la citrouille et le reste. Me voilà parée. À nous deux Marcel, ne t'imagine pas que tu vas me gâcher la vie aussi facilement. Je suis une femme organisée et tu ferais mieux de savoir ça tout de suite. Le soir, petit dîner tranquille en amoureux. Ne sachant pas dans quel état j'allais me retrouver après la première séance de chimio, j'ai hésité à inviter des amis. Ceux-ci sont très compréhensifs mais la situation aurait pu être gênante.

Samedi 9 mars

La potion magique poursuit son effet, je n'ai pas encore eu à inaugurer la jolie bassine bleue (discrètement glissée au pied du lit). Le carrosse roule sur ses quatre cylindres, j'en profite pour mettre un peu d'ordre dans mes papiers, et Dieu sait qu'il y a de quoi faire. Quelques courses dans le quartier et, à mon retour, plein de messages dont un de tonton, mon instructeur préféré. Il m'a (très) patiemment emmenée sur les traces de Mermoz il y a de cela quelques (nombreuses) années. Ça fait des lustres que je n'ai pas eu de ses nouvelles et j'avoue que cela me touche sacrément qu'il ne m'ait pas oubliée. Me viennent à l'esprit les tranches de rigolade qu'on a pu se payer en l'air et au sol. Il faut dire qu'il m'a supportée pendant de nombreuses heures. Non seulement il a réussi à me faire obtenir mon brevet de pilote mais dans la foulée, on a poursuivi avec l'IFR (la qualification de vol aux instruments, qui permet de voler sans visibilité, facilitant ainsi les retours de week-end à météo douteuse). Tout ça se déroulait en général la nuit, car le jour je travaillais. Par moments c'était un peu duraille, surtout quand les mauvaises conditions météo étaient de la partie, mais au retour nous attendaient les bons petits plats de ma copine Anne-Marie (voir le vendredi noir du 16 février) qui avait la délicieuse idée d'habiter non loin du terrain d'aviation. Grâce aux bons petits plats d'Anne-Marie et au merveilleux sens pédagogique de tonton, j'ai décroché la fameuse qualification IFR du premier coup. Je n'étais pas peu fière d'aller jouer dans la cour des grands et j'ai surtout pu rassurer immédiatement mon banquier, qui s'intéressait de très près à ma carrière aéronautique à cause du trou béant qu'elle avait occasionné sur mon compte en banque. Tonton, c'est super sympa de m'avoir appelée et j'avoue que j'irais bien m'envoyer en l'air (en tout bien tout honneur) avec toi à nouveau, histoire de rigoler comme avant. Tu m'appelles quand tu veux, je suis ton homme.

Le soir, dîner en ville chez une copine. C'est ma première sortie mondaine depuis bien longtemps et j'avoue que cela me fait bien plaisir. C'est elle qui m'a fait connaître le sauvignon de Saint-Bris alors je lui dois une sorte de reconnaissance éternelle, et, ce soir, nous n'avons pas trahi les bonnes habitudes. Toujours pas de nouvelles de l'antibeurk, qui pour l'instant poursuit ses bienfaits.

Dimanche 10 mars

Changement de registre, on n'est plus du tout dans les mêmes eaux. Je me sens beurk et fatiguée. Deux grands chantiers m'attendent : changer les draps dans l'étable et passer l'aspi. Vaste programme. Pour refaire le lit, je serai obligée de faire plusieurs pauses avant d'arriver à mes fins. Quant à l'aspi, on a beaucoup simplifié le parcours. Comme dirait ma secrétaire, « si les coins en veulent, il faut qu'ils s'approchent ». Aujourd'hui, les coins ne se sont pas approchés, mais ça n'a pas empêché la terre de tourner. Il me faut une bonne heure pour récupérer. On roule sur deux cylindres et le carrosse donne de sérieux signes de fatigue. À midi sonne un énorme bouquet de fleurs bleues derrière lequel se cache notre copine Virginie. Le bouquet est tellement gros que les deux auront du mal à passer ensemble dans notre minuscule entrée. Ne prends pas ça pour toi Virginie, tu n'es absolument pas grosse, je ne parlais que du bouquet. En plus, elle m'a gentiment apporté le flacon de sérum régénérant « lift antirides » (à la bave de crapaud séchée et au sperme de mammouth) que j'avais commandé dans sa liste de courses. Je sens que je vais en avoir sacrément besoin. Tous les moyens seront bons pour lutter contre cet emmerdeur de Marcel.

Lundi 11 mars

Aujourd'hui (au cas où), j'ai décidé de contacter le médecin de Méribel et de voir si ça le branche de me faire d'éventuelles ponctions de lymphe durant mon séjour là-bas. Il était médecin du COJO (le comité d'organisation des Jeux d'Albertville, là où on déplaçait les montagnes en compagnie de Jean-Claude Killy), alors peut-être se souvient-il de moi ? J'aimerais bien qu'il puisse me rendre ce service car j'avoue que j'angoisse un peu de me retrouver avec une grosse poche de lymphe et personne pour la ponctionner. Là-bas, il sera hors de question de retourner à Curie tous les deux jours. Je finis par l'avoir au téléphone, il se souvient de moi, m'explique avec beaucoup de franchise qu'il n'a jamais ponctionné de lymphe de sa vie (on ne peut pas lui en vouloir) mais qu'il ne me laissera pas tomber (je le reconnais bien là). Je lui propose de monter avec le matos "spécial ponction", ça lui fera un souci de moins. Accord conclu, à moi aussi ça fera un souci de moins. Dans un tout autre registre, je m'aperçois que j'ai laissé mon grigri le plus puissant (la feuille de ginkgo biloba montée en broche) sur une de mes chemises en train de virevolter joyeusement dans le lave-linge. Catastrophe, je ne peux plus arrêter la machine infernale. Après une heure d'angoisse torride, je récupère mon grigri bien propre et apparemment pas trop abîmé. Quelle aventure, ça m'apprendra, en cette période de tumulte je devrais être beaucoup plus attentive à mes grigris. Il faut mettre toutes les chances de son côté.

15 heures. Petite ponction à Curie. Travail vite fait bien fait, on ne change pas une équipe qui gagne. En chemin, dans le couloir, je croise le célèbre docteur C. Je lui fais part de l'avancement de mon livre et lui parle de ma lymphe et de mon inquiétude pour Méribel. Il me parle d'une possibilité de me poser une plaque avec un drain. Je n'y comprends rien et finis par me demander si mon QI a bien retrouvé son taux normal. Il me reste à espérer que la source se tarira d'elle même, ce qui arrangerait tout le monde, à commencer par moi.

Rentrée à la maison, j'ai un petit coup de fatigue. Je réalise tout d'un coup que ça fait deux jours que je n'ai pas bu une goutte de sauvignon de Saint-Bris, je file un mauvais coton. Marcel ne va quand pas faire de moi une buveuse d'eau. Il ne manquerait plus que ça !

Mardi 12 mars

Tout va beaucoup mieux, j'ai repris le sauvignon. Ouf, j'ai eu très peur.

Vendredi 15 mars

Aujourd'hui, on attaque la deuxième chimio. J'ai compris la leçon, pas de brushing inutile avant de partir, j'emporte une serviette pour éviter de m'inonder les épaules, un gros pull bien chaud, ma doudoune, un bouquin et mon « Walkman ». Parée pour l'expédition polaire. En m'écrasant sur le crâne ce merveilleux casque à pointe surgelé (ils devraient se faire sponsoriser par Picard ou Findus!), l'infirmière m'explique qu'à Curie, plus particulièrement en chimio, ils appliquent à la lettre le dicton « il faut souffrir pour être belle ». Ça, on peut le dire! Quoi qu'il arrive, aujourd'hui j'ai un moral d'acier car, tout de suite après cette délicieuse perfusion, c'est le grand départ pour Méribel. Ça aide grandement à faire passer l'épisode Findus. En face de moi, à nouveau une grosse dame munie d'un tuyau raccordant le lolo à la ceinture banane. Tout ça lui donne un look de pompe à essence. Entre Picard-Findus (la version allégée) et Esso (la version lourde), je choisis plutôt la version allégée. C'est quand même plus pratique pour les randonnées en montagne. L'idée de partir tout de suite après à Méribel me donne des ailes, ma deuxième perfusion passe comme une lettre à la poste.

11 heures. Nous sommes sur la route François, Garrus et moi. La voiture est pleine à ras bord, on a fait le plein de super et de bonheur. À 13 heures, nous nous arrêtons à Saint-Bris pour faire un petit miam-miam et remplir les quelques espaces restés vides dans la voiture avec du sauvignon. En tassant bien, on arrivera quand même à coincer trois cartons et demi, soit quarante-deux bouteilles. Compte tenu de la bande de soiffards qui viennent nous rejoindre ça va être juste, mais bon…

20 heures. Arrivée à Méribel. J'en viens à complètement effacer de mon esprit les six semaines que je viens de vivre tellement je suis heureuse d'être là. Comme je suis quand même encore un peu handicapée par mes deux opérations, c'est François qui se charge de monter tous les bagages ainsi que le sauvignon (trois étages) pendant que je m'affale sur les banquettes du salon. Être malade a quelquefois du bon. À 22 heures nous rejoignent nos copains marseillais. Je sens que les vacances ne vont pas être tristes.

Samedi 16 mars

La météo n'est pas terrible et nous en profitons pour faire des courses *downtown* Méribel. Retour à la coopérative fromagère où nous avons nos habitudes. En rentrant, panique à bord, je m'aperçois que l'imprimante de mon ordinateur portable (compagnon de tous les dangers) n'a pas supporté le voyage. Je suis complètement paniquée et désemparée. Comment vais-je pouvoir tenir mon journal pendant ces quinze jours ? Mon moral vire de bord en moins de temps qu'il n'en faut pour le dire. En d'autres temps, j'aurais pris ça en rigolant, cette fois-ci je suis complètement anéantie. Ne serait-ce pas un effet pervers de cette foutue chimio ? Entre-temps, mon entourage, qui veille à tout, a déjà trouvé la solution. On va faire venir de Paris une cartouche d'encre par Chronopost. Aussitôt dit, aussitôt fait. Grâce à la gentillesse de tout le monde, je pourrai reprendre mon travail d'écriture sous peu. Le soir, notre copain marseillais réussira la prouesse de nous cuisiner un lapin aux olives sans la moindre olive. Il a juste oublié de les mettre dans la sauteuse. On ne va pas chipoter, surtout que le sauvignon de Saint-Bris nous fera très vite oublier cet incident fâcheux.

Dimanche 17 mars

Dehors il fait toujours moche et ça me donne une très bonne excuse pour flemmarder à la maison, d'autant plus que j'ai comme un petit passage à vide. Je ne suis pas aussi fatiguée que la première fois, mais on ne peut pas dire que je tienne la pleine forme. Ce qui me fait mieux supporter ce deuxième épisode, c'est le sauvignon. Cette fois-ci, heureusement, l'envie ne m'en est pas passée. Chez moi c'est un signe clair. Pour que j'en refuse un verre, il faut vraiment que ça aille mal.

Lundi 18 mars

Il fait toujours moche et ça tombe bien car je n'ai aucune énergie. Je me demande bien ce qu'ils peuvent mettre dans leur joyeux cocktail pour vous foutre à plat comme ça. Dieu sait qu'il en faut pour réussir à m'anéantir de cette façon. Sans me vanter, je suis plutôt du genre tonique et ce black-out me frustre au plus haut point. En plus, j'en viens à culpabiliser de voir les autres s'agiter autour de moi alors que je suis avachie dans le salon. Heureusement, ils me connaissaient avant et savent que, d'habitude, je ne suis pas du genre « cul en plomb ». Pour dire qu'aujourd'hui j'aurai fait quelque chose, je me mettrai ce soir aux fourneaux pour leur préparer une somptueuse tartiflette. Délicieux plat de régime que j'ai appris à préparer pendant mon expérience COJO-Albertville, à base de pommes de terre, d'oignons, de lardons et de reblochon dégoulinant. Tiens, il faudra que j'envoie la recette aux Weight Watchers, je suis sûre que ça les passionnera.

Mardi 19 mars

Il fait beau et je vais beaucoup mieux. Je ne sais pas si les deux choses ont un lien et d'ailleurs je m'en moque. L'important, c'est le résultat. En descendant à la voiture je rencontre la gardienne, qui me connaît depuis quinze ans. Elle est au courant de mon état de santé (je lui ai expliqué avant d'arriver, pour qu'elle mette le chauffage en route dans l'appartement). À cet instant s'ouvre un dialogue assez rigolo.

Elle : Eh bien, dites donc, on ne dirait pas que vous avez un cancer. En tous cas, ça ne vous a pas fait maigrir.

Moi : Heu… non.

Elle : On vous a pas retiré le sein au moins ?

Moi : Heu… ben… si.

Elle : Vous n'avez pas perdu vos cheveux avec la chimiothérapie ?

Moi : Heu… non… pas encore, c'est pour dans quinze jours… en gros la fin de notre séjour… je vous tiens au courant !

En l'espace d'une minute, j'ai eu la totale du savoir mettre les pieds dans le plat. Je ne lui en veux pas car je suis sûre qu'il n'y avait aucune intention méchante dans ses propos et j'en rigole en les racontant à table le soir. En attendant, tout cela ne m'empêchera pas de faire ma première promenade à raquettes depuis le début du séjour. Il fait un soleil d'enfer et nous partons, François, Garrus et moi pour un superbe pique-nique dans la forêt. Garrus s'éclate comme un fou. Moi aussi. Marcel est sérieusement au placard. Le soir, je retourne aux fourneaux et prépare, pour nos camarades de séjour, mon fameux calamar à la Niçoise.

Mercredi 20 mars

C'est le printemps et nous remettons ça avec la balade à raquettes. La nature reprend le dessus et moi aussi. Se promener au milieu des sapins est un pur régal pour les yeux comme pour les narines. Hier, ma voisine du boudoir 332 a eu son rendez-vous post opératoire. Je l'appelle donc, comme convenu, pour prendre de ses nouvelles. Zutos et merdom ! Elle a droit à revenir en deuxième semaine, comme moi, pour se faire retirer le lolo. Elle fausse toutes mes statistiques. J'avais calculé que c'était fortement improbable qu'elle et moi on subisse le même sort en étant dans la même chambre au même moment. Une fois de plus j'ai tout faux. Je suis vraiment toute triste pour elle. Me revient en mémoire mon fameux vendredi noir et j'imagine ce qu'elle doit traverser. Je me sens triste et bien impuissante. La seule chose que je puisse faire pour elle est d'essayer de soutenir son moral, c'est déjà ça. Je suis fière de lui raconter que, même avec un seul lolo, et trois semaines après mon opération j'arrive à faire des prouesses avec mes raquettes.

Jeudi 21 mars

Je tiens le bon bout. Aujourd'hui, la ballade n'a rien à envier aux premières balades que je faisais (du temps où j'étais en pleine santé) lorsque j'ai commencé à chausser les raquettes, sur les conseils de M. Killy. Non seulement on déplaçait les montagnes mais en plus, il était conseillé de faire ça à raquettes. Aussitôt dit, aussitôt fait.

Samedi 23 mars

La forme est de plus en plus belle. Si ça continue, je vais bientôt déménager le mont Blanc. Chaque jour j'en fais un peu plus et je me demande où je vais m'arrêter. On verra bien.

Dimanche 24 mars

C'est la grande sortie vers le col du Fruit. Le soleil est toujours au rendez-vous et la bonne humeur aussi. Après le bon petit pique-nique au refuge habituel, j'ai comme un moment de black-out. Je réalise que j'ai peut-être un peu trop tiré sur la ficelle. J'angoisse sérieusement pour le retour. Nous sommes loin de tout. Là, il est vraiment impossible d'appeler un taxi. Même si ça descend, ce n'est quand même pas la porte à côté. Bon, pas d'affolement, j'en ai vu d'autres. D'abord se ressaisir, ensuite se ressaisir, aller tout doucement pour ménager ses forces et consommer des bonbons pour éviter de se retrouver en hypoglycémie au milieu de l'après-midi. Je ne sais pas si la méthode est très scientifique mais en tous cas elle marche. J'arriverai en bas épuisée mais j'y arriverai.

Jeudi 28 mars

Je suis de plus en plus fière car les balades que nous faisons à raquettes sont plutôt plus difficiles que celles que je faisais il y a quatre ans et qui me paraissaient pourtant « hard » à l'époque. C'est maintenant sûr, je tiens le bon bout. Mon chimiothérapeute ne sait pas le service qu'il m'a rendu en me permettant d'aller à la montagne. Ça vaut toutes les cures de vitamines associées aux meilleures psychothérapies.

Samedi 30 mars

C'est DÉJÀ le retour à Paris (avec tout ce que cela implique !). Il n'empêche, j'ai vraiment l'impression d'être en bien meilleur état qu'en arrivant. On a bien rigolé, on a bien bu, merci petit Jésus. Et en plus de ça, je me suis éclatée du côté des raquettes. Que demander de plus en ces temps difficiles ?

En route, nous faisons une petite halte à Saint-Bris, histoire de combler les quelques espaces restés vides dans la voiture. Franchement, je pense que la Sécu devrait rembourser le sauvignon de Saint-Bris de la même façon qu'elle rembourse les pilules miracles supposées être des antidépresseurs. À doses raisonnables, c'est le meilleur des médicaments. Je peux en témoigner personnellement. D'ailleurs, si j'ai une suggestion à faire à l'institut Curie, je leur propose de l'ajouter systématiquement aux perfusions de chimiothérapie et de servir le tout dans un seau à champagne plutôt que dans de vulgaires poches en plastique. Ça serait franchement plus gai. En parlant de Sécu, je découvre en arrivant à la maison et en parcourant tout le courrier arrivé en notre absence que ladite Sécu refuse de me verser mes indemnités journalières (quatre semaines) sous le fallacieux prétexte qu'ils n'ont pas reçu mon arrêt de maladie.

Comment diable ont-ils pu faire pour m'adresser une autorisation de quitter la circonscription (pour que j'aille à Méribel), reprenant très exactement les dates indiquées sur mon arrêt de maladie alors qu'ils ne l'ont soi-disant jamais reçu ?! Ces gens-là sont des devins, c'est indiscutable. En tous cas, moi je suis encore plus dans la m... et ça, ils s'en foutent complètement.

Lundi 1er avril

Non, ce n'est pas un poisson, je suis bien de retour au boulot, après un petit détour à Curie (ils commençaient à me manquer) pour une petite formalité qui s'appelle la scintigraphie osseuse. Histoire de voir si je n'aurais pas chopé, à l'occasion, un petit cancer des os. Examen totalement indolore mais éprouvant pour les nerfs. En effet, je quitterai l'établissement sans avoir la moindre idée du résultat. On me dit qu'ils seront communiqués au médecin qui a demandé l'examen. Pour parler vulgairement, j'en ai vraiment rien à cirer, je voudrais juste savoir si oui ou zut j'ai un cancer des os. Je ne demande pourtant pas la lune.

Bref, je rentre au bureau et je ne sais rien. Heureusement que je ne suis pas du genre angoissée. Pour couronner le tableau, j'appelle la Sécu dans l'après-midi. La conversation est purement surréaliste. En gros, ils sont en travaux et ils n'en ont rien à secouer. J'explique à la charmante personne que j'ai au bout du fil que cette plaisanterie me met dans une situation financière plus que délicate puisque mon employeur a eu l'aimable attention de déduire de mon salaire les fameuses indemnités que, eux, refusent de me verser.

Elle : Mais madame chacun a ses problèmes personnels. Je vous fais la grâce de vous épargner les miens… bla bla bla…

Moi : Oui, sauf que pour vos problèmes je n'y suis certainement pour rien alors que je considère que vous *(la Sécu)* êtes directement à l'origine des miens.

Elle : Je suis désolée, mais c'est la vie

Devant autant de mauvaise foi, je ne sais plus quoi dire.

Sur-le-champ, je décide d'adresser une lettre recommandée avec accusé de réception au directeur de la Caisse. S'il ne me répond pas, j'irai jusqu'au ministre, voire jusqu'au président de la République. Je n'ai rien à perdre et je suis furieuse devant autant de désinvolture. Le fait de m'être remonté les globules à Méribel me détermine encore plus. Marcel et la Sécu vont voir de quel bois je me chauffe !

Jeudi 4 avril

On attaque la deuxième période de chimio. C'est fou ce que le temps passe vite. Avant de passer à la perfusion, j'ai droit à une petite entrevue avec mon chimiothérapeute préféré, munie de mes analyses de sang de la veille. Je comprends que, au vu de ma numération globulaire, du nombre de plaquettes, de la position de la lune par rapport à Vénus, de l'amplitude des marées, de la pression atmosphérique ramenée au niveau de la mer et du reste... il déterminera le prochain dosage des monstruosités qu'on va m'injecter dans les veines. Tout d'un coup je tremble. J'ai une pêche d'enfer, la mine bronzée, des globules et des plaquettes comme si Marcel n'avait jamais existé. À tous les coups il va augmenter la dose. C'est mon petit doigt qui me le dit et j'ai en lui une confiance quasi aveugle. Hier, j'ai fait part de mes craintes à François, qui m'a rassurée tout de suite. C'est vrai que la dernière fois, l'infirmière m'a dit que j'avais eu droit à « la méga-dose » de ce produit rouge (que j'appelle le poison rouge, avec un seul s) et, d'ailleurs, que j'aurais de la chance si je ne perdais pas mes cheveux. Alors ça n'est pas possible, il ne va pas l'augmenter. Il ne peut pas me faire ça. Une fois de plus, j'ai tout faux et mon petit doigt avait raison. Il a l'air de me trouver en pleine forme et en profite pour augmenter la dose du fameux poison rouge. Il m'assure cependant que les effets secondaires ne seront pas plus importants. En d'autres termes, si c'était supportable la première fois il n'y aura rien de changé pour la deuxième. Il me rassure également pour les cheveux. Il me conseille de tirer dessus et de voir s'ils partent par poignées, ce que je m'empresse de faire devant lui. Apparemment ils ont l'air de tenir. Il faut dire que je n'ai pas tiré trop fort car je n'étais pas très rassurée et j'avais franchement peur qu'ils me restent dans les mains. En résumé, dose plus forte mais ça ne change rien et ne vous inquiétez pas pour vos cheveux, ils ont l'air de tenir. Ça n'est pas que je sois si attachée que ça à mes cheveux. D'ailleurs je suis sûre que ni François, ni Garrus, ni mes amis ne m'en voudraient s'ils me voyaient pendant trois ou quatre mois affublée d'un petit fichu sur la tête. C'est surtout pour le boulot que ça m'ennuie. Allez leur expliquer que la rééducation intensive rend chauve : ça serait un bon exercice de vente. S'ils s'aperçoivent que je suis en chimio, il y en a qui vont déjà me voir au cimetière et je risque de ne pas garder mon poste très longtemps. Bon, Maillard, on dit qu'on garde ses cheveux et on n'angoisse pas. Pendant que je suis avec mon chimiothérapeute (préféré), deux questions me viennent à l'esprit et j'en profite pour les lui poser de vive voix. La première : avec le traitement de chimiothérapie, sait-on contre quoi on se bat ? En d'autres termes, a-t-on la possibilité d'identifier la présence de cellules cancéreuses dans l'organisme et si oui, sait-on les localiser ? La deuxième : a-t-on des moyens de contrôler l'efficacité du traitement. La réponse sera brutale mais franche : c'est « non » dans les deux cas. Boum ! Avale ça, Louisette, avec ton mouchoir dessus ! Je comprends que la chimiothérapie est une sorte de traitement préventif dont on n'est même pas sûr qu'il soit nécessaire. En gros, il m'explique que, si dans vingt ans je n'ai pas eu de récidive, on ne saura jamais si c'est grâce à la chimio ou tout simplement parce que je n'avais pas d'autres cellules cancéreuses que celles qui avaient été retirées pendant mes deux interventions chirurgicales. Je comprends donc le pourquoi de la surdose de poison rouge, tant que je le supporte autant en absorber un maximum et mettre toutes les chances de mon côté. Je comprends aussi qu'on va aller au maximum de la tolérance, accrochons-nous, le voyage risque d'être intéressant. Le Space Mountain à côté, c'est une rigolade. On peut dire que l'entretien aura été plus que profitable. J'en saurai quand même un peu plus sur le pourquoi du comment de la chimio et, en plus, je me serai préparée mentalement.

11 h 30. Chimio. On enfile le casque Findus, le « Walkman » et le gros pull. En avant toutes, on en prend pour une heure. Je ne sais pas si c'est une impression mais je trouve que je supporte ça de mieux en mieux. Il faut croire qu'on finit par s'habituer à tout.

Vendredi 5 avril

C'est la réunion bimensuelle avec mes collaborateurs directs. J'ai la mine bronzée et l'allure fringante. Tout se passe dans la bonne humeur. C'est vers midi que les choses se gâtent. Une grosse fatigue me tombe dessus de façon brutale. Je ne sais pas très bien comment je vais être capable de présider le déjeuner qu'une de mes collaboratrices a organisé avec des visiteurs extérieurs. Discrètement je la préviens. Il s'agit de ma copine qui était avec nous le vendredi noir, elle va comprendre. Pas besoin de lui faire un croquis. En accord avec elle, je vais simplement aller faire une apparition pendant que j'en ai encore la force ensuite, ouste, retour à la maison. Deux minutes après avoir franchi la porte de l'appartement, je m'écroule de fatigue. En fin d'après-midi, nous décidons de partir quand même comme prévu pour le Cotentin avant que les choses ne se gâtent un peu plus. C'est le week-end de Pâques et les cloches nous attendent en Normandie. Un rendez-vous avec les cloches, ça ne se loupe pas. Le voyage sera à peu près tenable, mais l'arrivée sera franchement dure. Malgré le chauffage à fond et la couverture dans laquelle je me suis réfugiée, je tremble de froid. J'ai la nausée et je pleure sans pouvoir m'arrêter. Je suis comme prostrée et j'ai envie de crever. Me vient à l'esprit une croisière que nous avions entreprise vers la Corse (il y a pas mal d'années) et qui s'était transformée en cauchemar (en tous cas pour moi). J'étais partie dans les meilleures conditions, c'est-à-dire pas amarinée et pas du tout vêtue comme il fallait. Les conditions météo étaient prometteuses : pas de vent (ce qui est fâcheux pour une croisière à la voile), de la houle et un léger crachin (qui vous pénètre jusqu'aux os). Je me revois affalée sur le pont, transie de froid, toute mouillée, accrochée aux chandeliers, restituant tripes et boyaux. Dans un état semi-comateux, j'ai demandé s'il n'y avait pas une île avant la Corse où l'on pourrait s'arrêter. Pour une Cannoise, il faut le faire. En ce qui me concerne, ce soir, je ne vois vraiment pas de mouillage en vue et j'ai carrément envie de disparaître douze pieds sous terre. Je suis trop mal pour avoir envie de supprimer mon chimiothérapeute mais il ne perd rien pour attendre.

Samedi 6 avril

Les affaires ne s'arrangent pas. On ne peut pas dire que le sommeil ait réparé quoi que ce soit. En plus, sa mixture file des insomnies. Tout va bien. Quand je pense qu'il a osé me dire que les effets secondaires ne seraient pas plus importants que la première fois. À nouveau j'ai des envies de meurtre. Je pense qu'il va aller rejoindre le brancardier aux chocolats sur le tableau des exécutions prochaines. Meurtre mystérieux à Curie : « un brancardier et un chimiothérapeute sauvagement assassinés », en première page de France-Soir. Pas besoin de chercher l'assassin trop loin, j'avoue tout monsieur le juge. Ce sont eux qui m'ont poussée. En attendant, je me traîne du lit au canapé avec ma petite bassine bleue, devenue ma fidèle copine de tous les tourments. François se tape tout le boulot mais je suis totalement incapable de faire quoi que ce soit. L'envie du sauvignon m'est totalement passée, c'est dire dans quel état j'erre. Je continue de pleurer sans savoir pourquoi. Moi qui, d'habitude, rigole tout le temps, ça fait un réel changement. Si ça continue, j'achète des actions chez Kleenex.

Dimanche 7 avril, Pâques

Les cloches ne m'ont vraiment pas gâtée. Je suis toujours aussi beurk sauf que j'ai un peu moins froid. J'ai quand même l'impression de m'être fait couillonner. J'aurais préféré qu'il (le chimiothérapeute plus du tout préféré) me dise : « vous avez bien supporté la première vague, alors je suggère qu'on passe la vitesse supérieure, histoire de mettre toutes les chances de votre côté. Ça va être plus dur mais ça mérite d'être tenté car vous avez l'air de bien résister. À vous de choisir ». J'aurais certainement opté pour le traitement intensif mais... bref... ça m'énerve de me faire avoir. Après tout, on a le droit d'avoir son amour-propre. Pour l'instant j'ai envie de me transformer en marmotte et d'attendre au fond de mon trou des jours meilleurs. Je ne vois que ça à faire, attendre, attendre que ça passe.

Lundi 8 avril

Les choses ont l'air de s'améliorer doucement. Mon petit doigt (encore lui) m'avait dit de prendre quelques jours de vacances cette semaine. On peut dire que j'ai eu le nez creux ! Aujourd'hui, c'est férié, mais demain, je ne vois pas comment je pourrai aller travailler dans cet état-là. Même à quatre pattes je ne crois pas que j'en aurais la force. Avec l'expérience Sécu je n'ai pas intérêt à prendre un nouveau congé de maladie. Ce serait la banqueroute assurée. Heureusement, ça tombe bien, il me reste quelques jours de vacances à écluser.

Mardi 9 avril

Les forces commencent à revenir très lentement... trop lentement à mon goût. Je continue pourtant à me traîner comme une vieille serpillière. La haine me revient quand je pense au chimiothérapeute, c'est bon signe. L'envie d'écrire me revient également. Mon ordinateur fonctionne mais je m'aperçois que j'ai laissé mes notes à Paris. Je réalise que j'étais vraiment dans un état second lorsque nous sommes partis. De toutes façons, il ne fait pas très beau alors, c'est décidé, demain nous rentrons à Paris.

Mercredi 10 avril

La marmotte a quitté son trou. Je reprends l'écriture en pensant qu'il me reste tout juste deux jours de répit (si l'on peut dire) avant de remettre ça. Pas de temps à perdre.

Vendredi 12 avril

Jour du poisson et du poison. Sauf qu'aujourd'hui je n'ai pas droit au produit rouge exterminateur. En d'autres termes, c'est moins violent. L'après-midi, j'en profite pour aller faire des repérages chez le vendeur de perruques près de la maison. Il paraît qu'il vaut mieux y aller quand on a encore tous ses cheveux, c'est plus facile pour voir la couleur et la coupe. En ce qui me concerne, j'ai surtout vu le coup de massue puissance dix. Après avoir essayé quelque chose qui ressemblait vaguement à ma couleur et qui, au dire de la vendeuse, m'irait parfaitement une fois adapté à ma coupe je me hasarde à demander le prix.

Elle : Celle-là coûte cinq mille six cents francs.

Moi : *(Blurp !)* Combien vous dites ?

Elle : C'est une perruque qui contient trois quarts de cheveux naturels. Je peux vous montrer d'autres modèles entièrement en cheveux naturels si vous voulez.

Moi : Est-ce que vous auriez quelque chose de moins cher, c'est juste pour trois ou quatre mois ?

Et là elle me pose sur la tête un genre de balai O'Cédar à trois mille six cents francs (quand même). En mon fort intérieur je me dis qu'il est préférable d'être riche quand on est malade. Entre mes indemnités de Sécu passées à la trappe et la perruque, ça commence à faire une somme. Gardons les doigts croisés en espérant que les cheveux résisteront, sinon c'est mon banquier qui va faire une attaque et il y a déjà assez de malades comme ça.

Lundi 15 avril

Reprise du boulot. Aujourd'hui, c'est l'anniversaire de François et j'ai décidé de lui préparer un bon petit dîner pour ce soir en attendant le vrai dîner d'anniversaire que j'ai concocté avec ses fils et quelques amis pour samedi. À 13 heures, changement de programme. Je ne me sens pas la force d'aller au « Monope » chercher les ingrédients du dîner. J'ai peur de m'écrouler au beau milieu de l'expédition et je rentre à la maison bredouille. Tant pis, j'espère que François me pardonnera. Je serai certainement en bien meilleure forme samedi.

Jeudi 18 avril

Aujourd'hui, il y a conseil de direction alors je me suis pomponné au maximum. J'ai même droit à un « comment ça va, madame Maillard ? ça fait un moment qu'on ne vous avait vue. Vous étiez en vacances ? Vous avez l'air en pleine forme ! ». Heureusement, quand les gens vous demandent comment ça va, ils n'attendent jamais la réponse alors comme ça on n'est pas dans l'embarras. Pas besoin de raconter n'importe quoi, de toutes façons ils n'écoutent pas. La réunion ne me paraîtra pas trop longue. Par moments, j'ai quand même l'impression qu'ils accordent beaucoup d'importance à des choses qui, à mon sens, n'en valent pas la peine. De l'art d'enc... les mouches avec un marteau piqueur. Il est vrai qu'en ce moment j'ai d'autres préoccupations.

Samedi 20 avril

Ce soir, c'est le dîner de fête. François, en me voyant préparer une énorme daube, commence à se douter de quelque chose. Quand il comprend, il se met en rogne parce qu'il ne veut pas que je me fatigue. Après, les choses s'arrangeront et finalement je crois que la surprise lui plaît bien. On rigole tellement qu'on ne voit pas le temps passer. J'ai brûlé le gâteau au chocolat mais les invités (qui sont très polis) feront comme s'il était délicieux. On ira se coucher sur le coup de 2 heures du matin. Je suis très fière de moi d'avoir pu tenir jusqu'à cette heure-là. Fatiguée mais heureuse !

Dimanche 21 avril

RAS, on range le foutoir de la veille. Le lave-vaisselle nous a lâchés hier. Ça n'est vraiment pas chic de sa part et, une fois de plus, c'est François qui va se taper tout le boulot. À voir la mine impuissante de M. Darty, je ne suis pas très optimiste pour la suite des événements. Il ne me reste plus qu'à avoir confiance dans mon contrat de confiance. Je me rends compte qu'en ce moment il faut vraiment que j'aie confiance dans tout le monde. Curie ou Darty, même combat. Sauf que, le lave-vaisselle, il a un avantage sur moi, il ne va pas se payer des séances de chimio. Tout juste un petit voyage de santé chez le réparateur et en avant toutes. Du moins je l'espère car si j'ajoute un lave-vaisselle à la perruque, c'est la mort subite de mon banquier et je ne peux pas lui faire ça. Pas tout de suite.

Lundi 22 avril

Aujourd'hui, grande inspection des cheveux. Tout cela a l'air de tenir pas trop mal. C'est décidé, si le lave-vaisselle est réparé et si je n'ai pas à investir au Palais de la perruque, je m'achète un faux lolo pour l'été. Je vais les contacter aujourd'hui pour avoir une idée des prix. À Curie, ils m'ont donné une liste, je n'ai plus qu'à faire marcher la concurrence. On ne sait jamais, ils ont peut-être des soldes ou des promos d'été ! Après enquête, j'apprends qu'il faut investir entre cinq cents et mille deux cents francs pour avoir l'air présentable. Il paraît que le modèle haut de gamme vous colle à la peau, ça doit être d'un chic. J'ai hâte d'aller essayer. J'ai demandé s'il fallait en commander un sur mesure mais ils m'ont rassurée tout de suite. Ils ont absolument tous les modèles de lolos en rayon, on peut repartir avec le sien sous le bras (si je puis dire). Affaire à suivre...

Mardi 23 avril

Aujourd'hui, j'apprends que Michèle, ma voisine du boudoir 332, va se taper une chimio d'enfer. Elle a réussi à faire mieux que moi du côté des ganglions. J'en avais deux d'atteints, elle en a onze. Or je comprends que le nombre de ganglions pourris détermine la « puissance » de la chimio dont ils vous gratifient. Elle aussi se faisait très régulièrement suivre par sa gynéco. Je finis par me demander si ça sert vraiment à quelque chose. En tous cas, je me rends compte que je n'ai vraiment pas à me plaindre, je ne m'en sors pas trop mal pour l'instant. Quoi qu'il en soit, ça me fout un coup au moral parce que j'étais persuadée qu'elle s'en sortirait beaucoup mieux que moi, et que je ne souhaite vraiment ça à personne et que je l'aime beaucoup et que... zut ! J'aimerais bien pouvoir donner un coup de baguette magique... Et hop ! On peut rêver. Je n'ai jamais apprécié les groupes d'anciens combattants en tous genres mais je constate qu'une certaine solidarité s'est installée entre nous et que ça fait du bien là où ça passe. La scoumoune, ça doit créer des liens.

Mercredi 24 avril

Ce coup-ci, c'est au tour de ma première voisine de chambre, la petite jeunette. J'apprends qu'elle va se taper six semaines de rayons à l'issue de sa chimio. Tout d'un coup, j'angoisse, si ça se trouve moi aussi. J'avoue que je n'avais pas évoqué la chose avec le chimiothérapeute. Si j'y ai droit, adieu les vacances et bonjour les rayons. Si j'avais pensé à des rayons pour cet été, c'était plutôt à ceux du soleil. Pas la peine de craquer tout de suite, on verra ça le 2 mai, à la prochaine chimio. J'angoisse déjà assez pour les vacances de Trottinette (la sœur de Mamie Nova) en Israël. Là, ça va être gratiné. C'est promis, on lui dira tout mais APRÈS. Le problème, c'est qu'elle s'arrête à Paris à l'aller. Si je perds mes cheveux, je m'arrange pour disparaître ce jour-là, François va la chercher et la met à l'avion. Au retour, elle doit passer une semaine avec nous sauf que ça tombe très mal, je serai à nouveau en pleine chimio et ça sera la semaine du poison rouge (la pire). Aïe, aïe, aïe. Il ne me reste plus qu'a négocier un délai de grâce avec le chimiothérapeute. Je sens que tout ça va être d'un fastoche !

Vendredi 26 avril

Aujourd'hui, ça n'est pas le jour des cannellonis mais de l'analyse de sang... qui va déterminer mon prochain dosage de poison rouge. J'en viens presqu'à espérer qu'elles ne soient pas trop bonnes, juste pour qu'il ne force plus le cocktail. Jeudi prochain, après la chimio il faut que je retourne au boulot et j'ai plein de rendez-vous qui m'attendent. En bref, tout ce qui ne s'est pas fait tout seul pendant mon congé de maladie. L'essentiel, c'est que j'arrive à tenir jusqu'au week-end. Ensuite, j'ai le droit de m'effondrer pendant deux jours (mais deux jours seulement) et retour au boulot. Je ne peux pas faire les cloches de Pâques tous les mois sinon je vais finir par me faire remarquer.

18 heures. Les résultats sont moins bons que le mois dernier. Le nombre de globules blancs et de plaquettes baisse un tantinet. Ça n'est pas encore la pénurie mais le mouvement s'amorce. Peut-être mon chimiothérapeute fera-t-il un geste humanitaire à mon égard en ramenant la dose à ce qu'elle était au mois de mars. Pas la peine de s'angoisser, on file à la campagne profiter des quelques jours où je suis en forme. Cinq jours volés sur l'ennemi (en l'occurrence Marcel), c'est toujours ça de

pris. On a décidé de faire le « gros » pont du 1er Mai, après tout chacun fête le travail à sa façon. Moi, c'est en bullant au bon air et ça me réussit plutôt bien. Aujourd'hui, je pète la forme et je réalise que, finalement, Pâques est assez loin derrière moi et que le malheur s'oublie relativement vite. Tant mieux !

Dimanche 28 avril

Il fait un temps de rêve et c'est le bonheur intégral. La journée s'assombrit quand j'apprends que ma petite voisine (du 332) risque de se payer, en plus de la chimio plutôt violente qu'elle s'offre actuellement, un traitement encore plus percutant. J'ai vaguement compris qu'il s'agissait de prélever sur elle de la moelle osseuse, de l'isoler dans une bulle pendant trois semaines avec une chimio d'enfer et de lui réinjecter sa moelle (plus ou moins nettoyée). Tout ce que je peux lui souhaiter (si elle décide de suivre le fameux traitement) est d'expédier tout ça le plus rapidement possible et qu'on fasse ensuite une « hénaurme » fête ensemble à la gloire de nos deux lolos rescapés et de nos deux lolos à venir. À nous deux ça fait bien quatre, le compte est bon.

Jeudi 2 mai

Aujourd'hui, chimio le matin et poulet de ferme à midi. On ne se refuse rien. J'ai décidé de rentrer déjeuner avec François et de rejoindre mon bureau ensuite. Cool, restons zen. En effet, aujourd'hui est un jour important car j'ai deux choses à régler avec mon chimiothérapeute (préféré ?). La première et la plus importante : vais-je avoir des rayons pendant tout l'été ? La deuxième concerne Trottinette : aurai-je la possibilité d'avancer ou de reculer ma prochaine (et dernière) période de chimio prévue le 30 mai ? Comme je redoute un tantinet les réponses, j'ai battu le rappel côté grigris. J'emporte le lapin rose, la feuille de ginkgo et aussi un petit mouton avec des pierres incrustées offert par une des copines du bureau. Si avec ça on ne s'en sort pas !

9h15. Me voilà confortablement installée devant M. Chimio (M. Darty, c'est pour demain) et j'attaque d'emblée. Je lui dis avant tout combien je le hais et lui raconte ensuite mon merveilleux week-end de Pâques. Lui n'a pas l'air du tout étonné et trouve plutôt surprenant que j'aie aussi bien résisté le premier mois. Bref, j'essaie de négocier une petite baisse de poison rouge pour cette fois-ci. Peine perdue, il ne veut rien savoir.

Avis à tous les démarcheurs de la planète : n'essayez jamais de vendre quelque chose à cet homme, c'est foutu d'avance. C'est un roc inébranlable. Je lui pardonne dès qu'il m'apprend que je n'aurai pas besoin de rayons après la chimio. Je me laisserais aller, je lui ferais un gros bisou pour le remercier. Il ne sait pas la joie qu'il me fait. Ma pudeur innée me retiendra sur mon siège. On attaque ensuite le voyage de Trottinette et là, surprise, il est plein de bonne volonté (Trottinette, il ne faudra pas oublier de le remercier !). Il est d'accord pour tenter d'avancer le rendez-vous d'une semaine si… mes analyses de sang le permettent. Sinon on avisera. J'emporterai les grigris au labo, avec ça, ça devrait marcher.

Je peux d'ores et déjà annoncer à Marcel notre prochain divorce, à ses torts exclusifs il va de soi. Au mieux, ma dernière perfusion aura lieu le 30 mai, au pire le 6 juin. Marcel, tu te trouves une autre crèche mais je ne veux plus entendre parler de toi, que ça soit bien clair.

L'avenir s'annonce plutôt prometteur. Mes cheveux sont toujours là, j'ai l'intention de m'offrir un beau lolo pour la plage et quelques petits rayons de soleil cet été. Quoi qu'il en soit, je souhaite dès à présent passer ma commande au Père Noël en prévision des ruptures de stock possibles.

Cher Père Noël (alias Docteur C.),

Pour mon prochain Noël, je souhaiterais que vous me construisiez deux petits lolos menus et joyeux, pointés vers le ciel. Il paraît que pour fabriquer tout ça il vous faut un peu de mon petit bedon dodu et un peu de l'autre lolo (celui que vous m'avez généreusement laissé). Si, en cours de route, il vous manque un petit peu de peau (et de pot !) je vous suggère de vous servir de celle des paupières (ça me fera un lifting à l'œil). Et si vous pensez que pour opérer un tel miracle, il vous est nécessaire d'effectuer l'intervention à la grotte de Lourdes, n'hésitez pas à m'en parler, je m'occupe des billets !

D'avance merci Père Noël et, en attendant, je vous souhaite des super vacances. Vous les avez bien méritées car, à voir vos horaires, il me semble que vous travaillez beaucoup.

Gros bisous,

Béatrice.

Samedi 13 juillet

Ils ont tous toussé en même temps, d'un même élan. Nous avons des amis formidables, des merveilles de délicatesse. Quand l'instituteur (secrétaire de mairie pendant ses heures sup) a prononcé la phrase fatidique : « Acceptez-vous de prendre pour épouse Béatrice, Marie-Antoinette, Edmonde, Jeanne, Hélène etc. (ma mère a dû avoir un petit coup de grisou à l'époque de ma naissance), née le 19 septembre 19... » à ce moment précis a démarré la quinte de toux généralisée. Une quinte énorme, une vraie publicité pour le sirop Duschmol. Personne n'a entendu la fin du millésime et moi, à ce moment-là, j'ai eu l'impression d'avoir vingt ans. J'ai quand même eu peur que l'instituteur, poussé par un excès de zèle, ne répète le rituel. Que nenni, la quinte a eu le dessus sur le zèle.

Maintenant divorcée de Marcel et rescapée de la chimio, je peux enfin disposer de mon corps comme je l'entends. Dans la joie et la bonne humeur, j'épouse mon sauveur (tiens, ça rime !). Nous avons, d'un commun accord, décidé de nous unir officiellement pour le meilleur et pour le pire. Considérant, à juste titre, que le pire était certainement derrière nous, nous allions maintenant nous concentrer sur le meilleur. Pour cette belle fête, tous les fidèles qui ont défilé à Curie sont réunis autour de nous. Pour être à la hauteur de cette grande occasion, nous avons fait les fonds de tiroirs et nous sommes beaux comme des sous neufs. François est habillé style *la Croisière s'amuse*, veste en lin, pantalon blanc et tennis blancs. Quant à moi, j'ai opté pour une grande chemise de soie blanche, pantalon bleu marine et escarpins assortis. Anne-Marie (ma copine du vendredi noir) a récidivé dans le registre des senteurs de Provence. Elle nous a composé le plus joli (et parfumé) bouquet de mariée qui soit. Elle est devenue une spécialiste des grands moments d'émotion qu'elle accompagne cette fois-ci de senteurs de menthe, de thym, de citronnelle et de lavande. J'ai cherché désespérément un chapeau. J'ai appelé toutes les copines à la rescousse. Après avoir enquiquiné tout le monde, après avoir essayé tous les genres possibles, j'ai fini par admettre que les chapeaux m'allaient comme un coup de poing au milieu de la figure. Je me marierai donc sans chapeau.

Tous les copains sont pratiquement arrivés. Il est 12h30 et le mariage est prévu à 13 heures dans la mairie de Francastel, notre petit village d'adoption dans l'Oise. C'est Guy, notre rabelaisien voisin, qui nous marie en tant qu'adjoint au maire. C'est également lui qui a tué le mouton et qui le fait cuire. Guy est partout. Dure journée pour lui. L'homme est solide, je sais que je peux compter sur lui. Son gendre assurera l'intérim auprès du mouton pendant que lui, après s'être changé au pas de course, nous passera les alliances, à peine essoufflé. Timing d'enfer !

La mairie est à environ cinquante mètres de la maison, le trajet ne sera pas trop long. Il est quand même temps que la mariée fasse son apparition sur le parvis du château (enfin, de la chaumière). Fièrement je m'avance devant la foule en délire, les applaudissements déchaînés fusent de tous les coins du parc (enfin, du jardin). C'est là que, me prenant pour Esther Williams, j'ai confondu l'escalier du perron avec un plongeoir et le jardin (modeste) avec une piscine olympique. Les plongeons sans eau, ça fait bobo. La mariée est sonnée. Le bouquet est intact mais le beau pantalon a souffert à l'issue de ce double tonneau barriqué. Tant pis, nous n'avons plus le temps de nous refaire une beauté. Je n'ai rien de cassé, c'est l'essentiel, alors ça n'est pas bien grave si je me marie avec un trou au genou. Personne ne verra rien puisqu'en principe ils seront tous derrière nous. Ces derniers temps, on en a vu d'autres! *Inch Allah!*

Me voilà au bras du capitaine, en route pour la mairie. Le cortège suit dans la bonne humeur et tout cela nous donne un petit air de fête sacrément chaleureux. Je suis heureuse comme je ne l'ai jamais été. Je crois bien que c'est le plus beau jour de ma vie. J'en suis même sûre. Je suis aussi très émue. Je suis incapable d'expliquer pourquoi. Tant de choses se bousculent dans ma tête. Le cancer, la chimio, le casque à pointe, les amis fidèles qui cette fois-ci partagent autre chose que du malheur et puis François, à qui je dois la vie et avec qui je suis si bien. J'ai un lolo en moins et pourtant je n'ai jamais été aussi heureuse. Va comprendre, Charles!

Samedi 13 juillet, 13 h 13

Je dis « oui » et je suis très émue. Je suis sur une autre planète et plus rien ne peut m'atteindre. François et Garrus veilleront désormais sur moi, nous venons de former une nouvelle famille et j'ai de l'enthousiasme à revendre.

À la sortie de la mairie les grains de riz nous attendent. Dieu que ce petit mariage est sympa. Sans chichis, dans la franche rigolade et pourtant bien émouvant. Retour à la maison (les cinquante mètres dans l'autre sens) pour arroser ça sans perdre une seconde.

Le mouton est presque à point. Guy a repris ses habits de chef cuistot en moins de temps qu'il n'en faut pour le dire. Les odeurs de fleurs et de mouton roustigné se mélangent. Les papilles se préparent gentiment quand soudain notre ami Alain nous prie (nous, les jeunes mariés) de bien vouloir avancer au milieu de la piscine, pardon, du jardin.

Il a devant lui une mallette en osier qu'il ouvre solennellement, nous expliquant que cette mallette contenait ce que les amis ici réunis avaient considéré comme indispensable pour nous permettre un bon départ dans la vie. Je crains le pire. Tout le monde est debout autour de nous pendant qu'Alain joue les camelots. En vrac, il en tire un rouleau à pâtisserie, une tapette à mouches, des lunettes de soleil, une bombe anti moustiques. J'attends les préservatifs mais rien ne vient.

L'inventaire à la Prévert continue avec une petite mallette à goûter isotherme quand arrive le guide bleu d'Égypte. Tiens, quelle idée ! C'est vrai, cela fait vingt ans que je rêve d'y aller. À défaut d'y aller, on lira le guide. Nous sommes tellement fauchés qu'une telle expédition est impensable en ce moment. Arrêtons là les rêveries et écoutons le camelot qui continue d'officier, imperturbable. Emporté dans son élan, il brandit une grosse gourde décorée du meilleur goût et pleine à ras bord de petites enveloppes blanches… et nous annonce tout de go : « et ça, c'est ce que tous les copains ont mis pour vous permettre d'aller voir les pyramides de plus près ».

Là tout se mélange dans ma tête. Je revois Curie, de nouveau la chimio… qui se télescope avec les pyramides. On avait dit pas de cadeaux. Notre plus beau cadeau, c'est de partager ce beau moment avec vous. Tout le monde est fauché. Parmi nos amis, il y en a plein qui sont loin d'être au large, le chômage aidant. Alors je n'y comprends plus rien. C'est trop d'émotion en même temps et je me mets à éclater en sanglots. Je suis très gênée et vais me réfugier à l'intérieur dans les bras de François, qui ne doit pas très bien comprendre pourquoi je pleure tant alors que je suis si heureuse. Tout ça n'est pas très logique mais la logique m'a bien quittée ces derniers temps. Je constate en tous cas que nous avons bien de la chance d'avoir des amis aussi merveilleux. La fête durera jusqu'au lendemain soir après quelques péripéties. Notre copain marseillais a tutoyé une borne qui traversait sans regarder. Le radiateur de son carrosse a été très choqué par cette rencontre inattendue. Il en a perdu les eaux. Le copain, lui, a perdu de la vitesse. Un des joyeux drilles restés à la maison a eu l'élégance d'aller le chercher sur le bord de l'autoroute avec bouteille de champagne, coupes et amuse-gueules. La maison est décidément très stylée.

Juillet

Malgré la perte d'un flotteur, je parviens, après quelques jours d'entraînement, à faire six à sept cents mètres de brasse sans finir comme une grosse méduse essoufflée de retour sur la plage. Ouf, cette saloperie de chimio ne m'a pas trop atteinte. Tout ça, c'est grâce au sauvignon de Saint-Bris. J'ai maintenant la démonstration flagrante que le bon vin joue un rôle déterminant dans le processus de guérison du malade du cancer. Je ne manquerai pas de communiquer les résultats de cette grande enquête scientifique, pratiquée sur le terrain, à tous les médecins qui m'en feront la demande.

Au feu ! Au feu ! On ne pouvait pas se méprendre sur le sens de la phrase. La maison était en train de brûler. L'appel émis par François provenait du garage attenant à la cuisine. Cette fois-ci, ça n'est pas le sauvignon de Saint-Bris qui m'a sauvée, mais c'est tout comme. C'est parce que mon verre était vide, c'est parce que la bouteille était également vide, c'est parce que j'ai horreur du rosé que sirotaient François et Alain (le camelot) que j'ai gentiment demandé à François d'aller me chercher du rouge au garage. C'est pour toutes ces bonnes raisons que l'incendie a été découvert. Alain nous a avoué avoir tripatouillé les fusées de survie de son bateau (que faisaient-elles dans le garage au lieu d'être sur le bateau ?), les avoir remises en équilibre instable au dessus d'un bidon d'essence et de vieux chiffons (quelle bonne idée !). Comment les fusées sont-elles tombées ? Comment ont-elles mis le feu au garage ? On ne le saura probablement jamais. François a donné l'alerte par des mots assez simples et compréhensibles de tous, Alain a actionné l'extincteur et moi j'ai appelé les pompiers. On ne change pas une équipe qui gagne. Organisation remarquable en tous points. Heureusement que l'extincteur a été plus rapide et efficace que les pompiers, parce que moi j'étais plantée du côté de la piscine (on ne sait jamais) en train d'écouter, après avoir composé le 18, un enregistrement qui m'a paru très long et qui disait quelque chose du genre : « vous avez appelé les pompiers, ne quittez pas, une opératrice va vous répondre... vous avez appelé les pompiers... etc. ». Je commençais à me lasser. Merci l'extincteur et surtout merci à ma soif sans qui nous serions peut-être calcinés à l'heure qu'il est. L'extincteur sera certainement décoré et moi j'ai raccroché les pompiers en espérant qu'ils ne localiseraient pas mon appel. Deuxième expérience scientifique pratiquée sur le terrain, l'amour du bon vin peut sauver d'un incendie. À méditer !

Notre camelot préféré nous a gentiment invités à passer notre première lune de miel (un round d'essai avant les pyramides) dans sa maison paradisiaque du bord de l'eau au Canadel. Le décor est féerique mais s'embrase comme une allumette, alors rétrospectivement, quelle trouille !

Nous filons des jours tranquilles et heureux, loin de Curie et des soucis quotidiens. Le temps semble s'être arrêté. Et pourtant, bien des choses ont changé. J'ai le sentiment de ne plus avoir les mêmes rapports ni avec les gens ni avec les choses. C'est comme si les cartes avaient été redistribuées. Tout me paraît bien plus simple. Les gentils sont devenus très gentils et les méchants très méchants. Comment expliquer cela. Il me semble que les difficultés que je viens de traverser ont amplifié mes sentiments, dans un sens comme dans l'autre. Je n'ai plus de place pour les impressions mitigées.

La vie est soudain devenue plus fugitive et j'ai chassé de mon horizon les empêcheurs de tourner en rond. Je saisis tous les bonheurs qui sont à ma portée et les apprécie d'autant plus. Je vois tout de façon positive. La bouteille est systématiquement à moitié pleine plutôt qu'à moitié vide. Je ne vois que le bon côté des choses, décidant toujours d'en ignorer le mauvais et je vis ainsi beaucoup mieux. Je ne suis pas en train d'expliquer là qu'il faudrait à tout le monde un vieux cancer ou une bonne guerre pour apprécier la vie. Loin de moi cette idée fascisante. En ce qui me concerne, je dis simplement qu'un événement qui aurait pu me rendre triste et angoissée m'a, au contraire, rendue encore plus gaie et peut-être plus facile à vivre, du moins je l'espère pour mon entourage. J'ai l'impression d'avoir acquis une sérénité que je n'avais jamais connue jusqu'à présent. Quant aux cons et aux emmerdeurs de tout poil, je n'ai plus de temps à leur consacrer, qu'on se le dise.

Une conséquence directe de cette gaieté indestructible est le comportement des autres à mon égard. J'ai décidé, une fois pour toutes, de ne pas cacher ma maladie. Ni au bureau, ni dans mon entourage. Après tout, il n'y a rien dont je puisse avoir honte. J'ai tiré le mauvais numéro au Loto super cagnotte super santé. Cela peut arriver à tout le monde. Disons que je ne passe pas mon temps à raconter mes bobos, mais je ne les cache pas non plus. J'essaye de vivre tout cela le plus simplement du monde, au jour le jour, en espérant que demain sera meilleur qu'hier. Après tout, nous sommes tous en survie. Je ne connais personne autour de moi qui ait atteint le degré suprême de l'immortalité. Cela se saurait. Alors tant que cette survie s'effectue dans des conditions acceptables, voire très heureuses en ce qui me concerne (malgré mon lolo manquant), je ne vois plus ce que le cancer viendrait faire là-dedans. Or donc, je constate que, lorsqu'on prend les choses simplement et en essayant au maximum de garder le sens de l'humour (qui sauve du ridicule et du reste et... qui, comme me l'a appris Jean-Claude Killy, peut accessoirement désarmer l adversaire), les autres sont aussi beaucoup plus à l'aise avec vous et deviennent de superbes alliés. On évite ainsi de se vautrer dans le malheur et c'est tant mieux pour tout le monde! En conclusion, le malade a, me semble-t-il, une influence très importante sur le comportement des autres à son égard. Cela paraît à la fois injuste et très motivant. Injuste parce que le malade est déjà bien vulnérable avec sa maladie et qu'il a déjà bien assez à faire en se battant pour sa guérison. Motivant parce qu'il suffit d'amorcer la pompe à bonheur soi-même un petit coup pour que le reste suive et pour que les autres vous regardent et vous traitent autrement. Le reste suit. Comme on dit, il suffit d'un rien et le retour sur investissement vaut les meilleurs ratios du marché.

Août

Nous coulons des jours heureux, le Cotentin a pris la relève de la Côte d'Azur.

La température de l'eau n'est plus tout à fait la même, on est loin de la chaleur caniculaire de la plage d'Hatainville qui a bercé mes rêves pré-anesthésiques. Cette année, c'est décidé, je prends mes congés intégralement. Je n'en laisserai pas une miette. Le bonheur est dans le pré et sur la plage. Profitons-en, on ne sait pas ce que l'avenir nous réserve, d'autant plus que le retour au bureau va se rapprocher beaucoup trop vite à mon goût. Les effets secondaires de la chimio se sont maintenant estompés. Je n'aurais pas, sans arrêt, à remettre en place le bonnet vide de mon maillot de bains, j'oublierais facilement les malheurs de ces derniers mois. Depuis la fin de ma chimio, je n'ai pas remis les pieds à Curie. Cela m'a procuré un grand bol d'oxygène. Et pourtant j'ai tant de respect, d'admiration et de reconnaissance pour toutes ces personnes qui se sont, de près ou de loin, occupées de moi pour m'aider à ne pas souffrir, et surtout à guérir. J'y ai mis beaucoup du mien mais jamais je n'aurais pu faire cela sans elles. Alors je suis un peu étonnée devant ce sentiment bizarre qui frise presque l'ingratitude. Je suis contente de ne plus les voir et à la fois je les aime beaucoup. Peut-être le fait de les retrouver me remettrait-il le nez dans mon cancer déjà si vite oublié.

12 septembre, 8 h 30

Premier retour à Curie après trois mois de coupure. L'idée d'y remettre les pieds provoque chez moi un certain malaise. Marcel, je l'avais réellement mis de côté alors j'ai comme un bouchon dans l'estomac à l'idée de revenir sur les lieux du crime. Pas de panique, il s'agit juste d'une prise de sang. Le premier contrôle après la fin de ma chimio aura lieu avec mon chimiothérapeute préféré jeudi prochain au vu des analyses de sang. Tiens, ce sera le jour de mon anniversaire.

Dès l'accueil, je retrouve cette fameuse gentillesse. En quelques minutes, mes angoisses se dissipent et je m'aperçois tout d'un coup que je suis ravie de revoir tout le monde. Je me surprends à être heureuse d'être là. Ou bien je suis réellement maso, ou bien il règne ici quelque chose de magique qui transforme les angoisses en joie de vivre.

Nouvelles rigolades avec les infirmières. Ambiance bon enfant.

19 septembre, 9 heures

Cette fois-ci, ce n'est pas l'idée de retourner à Curie qui me donne des angoisses, c'est plutôt les résultats des analyses.

Pour parler franchement, je n'ai pas bien compris ce qu'ils cherchaient exactement. Alors ça n'est pas la peine que je me mette la tête en chou-fleur pour rien. Attendons les commentaires du grand chef. Pour faire bonne élève, j'ai emporté avec moi mon carnet de santé tout neuf. Je vais lui faire écrire noir sur blanc le récit de mes bobos. Je sens qu'il va adorer !

Tête du chimiothérapeute en voyant mon beau carnet.

Lui : Qu'est-ce que c'est que ça ? C'est une publicité ?

Moi : C'est mon beau carnet de santé tout neuf. Il est arrivé par la poste. Je vous l'ai apporté pour que vous marquiez « tout » dedans.

Lui : tout quoi ? *(puis s'adressant aux deux infirmières présentes dans la pièce)* Vous aussi vous en avez un ?

Les infirmières : Ben, voui.

Lui : Qu'est-ce que vous voulez que je mette dedans, vous n'avez plus rien. *(Dieu l'entende !)*

Il finira par écrire deux petites lignes en pattes de mouche escagacées. Résumer deux interventions et quatre mois de chimio en deux lignes, ça c'est de l'esprit de synthèse ou je ne m'y connais pas. Je souhaite bonne chance aux médecins qui, par la suite, seraient amenés à lire ce chef-d'œuvre littéraire. Sans les commentaires personnels de l'auteur, j'ai peur qu'ils aient du mal à suivre. La Sécu, avant d'envoyer ce précieux livret à ses assurés, aurait peut-être dû investir dans un minimum de formation à l'attention des futurs rédacteurs amenés à se pencher sur la chose. Il est vrai que cela n'empêchera pas le monde de tourner mais... bon... !

Lui : Vous m'avez l'air en pleine forme. Vos analyses sont parfaites.

Moi : Vous ne pouvez pas vous imaginer comme vous me faites plaisir. Aujourd'hui, c'est mon anniversaire, alors ça tombe à pic. On ne pouvait rêver de plus beau cadeau. *(Je me laisserais aller, je lui ferais un gros bisou !)*. Je ne sais pas si les médecins se rendent compte du bonheur qu'ils nous procurent quand ils nous divulguent de telles nouvelles. En général ils nous annoncent ça avec la frivolité qu'y mettrait un employé de chez Borniol. Un peu de cœur à l'ouvrage que diable ! On est à Curie et pas à la Comédie-Française, je sais. Il n'empêche que, pour les bonnes nouvelles, un petit ton plus guilleret serait bien sympa. Voilà qui est dit.

Je rentre à la maison, le cœur joyeux rapporter les bonnes nouvelles à mon petit mari adoré. J'ai des ailes. D'autant plus que, avec la bénédiction de Molière alias mon chimiothérapeute préféré, je peux maintenant prendre rendez-vous avec le Père Noël (le fameux docteur C.) pour envisager la reconstruction. Le champ a été bien labouré et la jachère se passe plutôt bien. On va pouvoir bientôt semer le lolo nouveau. Pourvu que les récoltes soient bonnes. Le climat est à surveiller de près jusqu'aux moissons.

Jeudi 24 octobre

Rendez-vous avec le Père Noël. J'ai comme l'impression que ma commande ne sera pas livrée à temps pour les fêtes. Il ne manquerait plus qu'une grève dans les coulisses du grand Nord. Mon petit doigt me dit qu'il y a de l'agitation sociale du côté des traîneaux.

Le Père Noël est très accueillant, comme d'habitude. Après les petites formules de retrouvailles j'ai droit à un descriptif, précis et compréhensible par la ménagère que je suis, des différentes techniques de reconstruction mammaire. Il n'a pas changé. Avec lui, j'ai l'impression d'être intelligente. Je comprends presque tout. Il n'utilise pas le jargon ésotérique derrière lequel se réfugient tant de médecins.

Première technique : on utilise une prothèse remplie de sérum physiologique. Avantage : c'est rapide et plutôt simple à poser (d'après ce que je comprends). Inconvénient : ça ne bouge pas de la même façon et ça évolue différemment si, par exemple, on maigrit (on peut rêver !)

Deuxième technique : on n'utilise que du matériel pris sur la bête, à savoir un muscle (des abdominaux ?), de la peau et du gras pris sur le bedon. Avec ce joyeux mélange, on vous reconstruit un lolo comme neuf. Avantage : c'est plus naturel et ça évolue comme l'autre (toujours si on a la bonne idée de maigrir!). Inconvénient : l'intervention est beaucoup plus longue (cinq à six heures!!!) et complexe et... on a bobo partout pendant un certain temps (le temps que le canon refroidisse ?).

En ce qui me concerne, le Père Noël suggère plutôt la deuxième technique. Il dit que j'ai les épaules larges (ça, je le savais!) et que cela correspondrait beaucoup mieux à ma morphologie. Il nous suggère d'en discuter entre nous deux (François et moi) avant que nous ne prenions une décision. C'est tout vu, nous sommes d'emblée tous les deux d'accord sur sa recommandation. Alors va pour le gros chantier du bedon. On ne change pas une équipe qui gagne.

Et là nous arrive la mauvaise nouvelle. Je la sentais celle-là. C'est pire qu'un préavis de grève chez les rennes du grand Nord. Le Père Noël a un an d'attente. Là, c'est moche, c'est même très moche. Il nous a fait saliver avec sa belle conférence technique et puis maintenant, il nous annonce tout de go qu'il n'aura pas l'article dans la hotte avant un an. Voyant le désarroi qui doit s'afficher sur mon visage, il essaye de trouver les mots réconfortants qui me permettraient d'attendre le Noël d'après en toute sérénité. Il évoque même le nom d'un de ses confrères qui pourrait peut-être se pencher sur mon cas dans des délais plus raisonnables. Rien à faire, je n'en démords pas. Tant pis, j'attendrai le temps qu'il faudra mais je ne changerai pas de Père Noël. Je camperai près de la cheminée s'il le faut. Les rennes n'ont qu'à bien se tenir. Quand tout à coup une idée lumineuse semble lui traverser l'esprit.

Lui : Il y a peut-être une solution. Ça ne vous dérange pas d'être filmée ?

Moi : Pardon ?

Lui : Nous organisons un week-end de travail à la fin du mois de mai avec d'autres chirurgiens qui viennent des États-Unis, d'Allemagne et d'Italie *(c'est ce que j'ai retenu)*. Nous allons opérer ensemble. Les interventions seront filmées et serviront de cours pour les chirurgiens désireux de se former à cette technique opératoire.

Moi : Aucun problème, on n'en est plus à ça près ! *(Je me ferai le maquillage du siècle et je rentrerai le ventre pendant cinq heures, ça doit pouvoir se faire !)*

Là intervient sa secrétaire qui lui rappelle gentiment que je suis la sixième personne à qui il propose la même chose. Aïe, aïe, aïe... Ça risque de faire beaucoup de monde au bloc tout ça.

Lui : Ah oui ! bon, rappelez-moi fin janvier. Je vous dirai si cela est possible.

Moi : Ne craignez rien de ce côté-là, je ne risque pas de vous oublier. *(Puisque je reste à proximité immédiate de la cheminée et du téléphone !)*

L'idée de faire partie des six « nominées » pour ce grand festival de la reconstruction mammaire me plaît plutôt bien. Intérieurement je me dis qu'ils seront forcés de s'appliquer. Dame, c'est filmé, alors ça ne sera pas le moment de saborder les finitions. Devant tant de témoins, ça ferait désordre. Finalement je trouve cela assez sympathique. Bon, ne commence pas à te faire ton cinéma, tu ne sais même pas si tu feras partie des « oscarisées ». Rester zen en attendant. C'est ça, rester zen.

Fin octobre

Depuis quelque temps, je me réveille avec les mains et les bras très enflés. J'ai, pour ainsi dire, le réveil bouffi. Si je ne trouve pas une solution rapidement, j'ai peur d'exploser dans les prochains jours. Soumettre mon cas à Michelin serait peut-être une idée. Même le visage est atteint. Moi qui ai déjà tendance à avoir une bouille toute ronde, je n'avais pas besoin de ça.

J'ai beau me torturer l'esprit, je ne vois pas par quoi cela pourrait être provoqué. Peut-être une allergie. Au travail, qui sait ? Trêve de plaisanteries, je trouve celle-là pas très drôle. Heureusement que je dégonfle en cours de journée sinon Bibendum aurait déjà éclaté. Je suis sûre qu'il ne s'agit pas d'un abus de mes sens égarés. François a fait la même constatation que moi. C'est décidé, la prochaine fois que je vois mon chimiothérapeute préféré je lui en parle. Pour mon malheur, le prochain rendez-vous n'aura pas lieu avant janvier.

Je passerai Noël boudinée mais heureuse. À défaut de lolos, le Père Noël (l'autre, celui de la maison mère) m'apportera plein de jolis cadeaux. Je soupçonne François de lui avoir donné un sérieux coup de main. J'avais soigneusement placé mes petits souliers dans la cheminée et je n'ai pas été déçue. Même Garrus a eu un nonosse d'enfer.

Jeudi 9 janvier 1997

Je démarre l'année gonflée à bloc, c'est le cas de le dire. Ce matin, j'ai rendez-vous avec Molière le chimiothérapeute. Peut-être sera-t-il ému par mes petits doigts boudinés et par mes yeux bouffis. Que nenni, cela ne l'inspire pas du tout à voir la tête qu'il fait en me regardant. Bon, j'ai compris, ce n'est pas sur lui qu'il faut que je compte pour m'aider à dégonfler. Voyant mon désarroi, il m'oriente vers un « interniste » de la maison. J'ai mis quelque temps avant de comprendre qu'il s'agissait d'un monsieur qui pratiquait la médecine interne. Il faut dire que Molière n'est pas très loquace. Il doit être de mauvais poil ce matin. Je reporte donc tous mes espoirs vers l'interniste en question. J'espère qu'il sera plus gai.

Vendredi 17 janvier

Rendez-vous avec le fameux interniste. Je suis aussi bouffie que les autres jours. Alors il pourra juger sur pièces. Le monsieur est charmant et a la courtoisie de ne pas prendre ma gonflette pour de la rigolade. C'est vrai, je ne souffre pas et ma vie n'est (apparemment) pas en danger. Les petits bobos que je vis en ce moment ne sont pas grand-chose par rapport aux autres bobos soignés dans les étages de Curie. Mais, si l'on pouvait m'aider à trouver la cause du syndrome Bibendum, cela m'arrangerait la vie. C'est tout ce que je demande.

Il évoque la possibilité d'une allergie. Je pense à une éventuelle allergie provoquée par une surcharge continuelle de boulot. Ce cas précis n'a pas été abordé. Dommage.

Il prescrit de nombreuses analyses de sang et prévoit de me revoir à l'issue des résultats.

Fin janvier

Comme prévu j'appelle le docteur C. pour savoir si je suis sur la liste des sélectionnées pour le festival du mois de mai. Tiens, d'ailleurs cela tombe en même temps que le festival de Cannes. Quelle coïncidence !

Pas de nouvelles. Ni bonnes, ni mauvaises. Apparemment la chose n'est pas encore fixée. On me conseille de rappeler en mars. Le Père Noël joue avec mes nerfs. En attendant j'essayerai de dégonfler. Cela ne pourra pas me faire de mal. Encore faut-il que l'interniste y mette du sien.

Vendredi 14 février

Me revoilà avec l'interniste du vendredi. C'est le jour du poisson, et moi, si on ne trouve pas une solution, je vais me transformer en éléphant de mer. Mes analyses n'ont pas l'air de l'inspirer follement mais il a vraiment l'air de faire tout ce qu'il peut pour m'aider à dégonfler. Je repartirai avec une ordonnance de diurétiques. J'espère de tout mon cœur qu'ils auront de l'effet. À défaut de trouver la cause, on pourra au moins agir sur les effets.

Fin février

L'éléphant de mer ne s'est pas encore transformé en anguille, il ne faut pas rêver, mais le diurétique a fait son effet. Au dire de François, en qui j'ai toute confiance, j'ai une tête « presque normale » le matin au réveil. Cela me procure un bonheur certain.

Mars

Comme chaque année, c'est notre petit séjour à Méribel, qui occupera la moitié du mois. Je suis en pleine forme et enfin dégonflée. L'avenir est prometteur. Cette année, j'ai mis ma paire de raquettes à rude épreuve. Sous un soleil de plomb, nous ferons des randonnées de rêve dans la joie et la bonne humeur. Un an s'est déjà écoulé depuis le début de mes petits problèmes et je ne l'ai pas vu passer. Profitons de la vie avant que les petits Chinois (pourquoi les Chinois, on se le demande !) ne viennent nous la piquer. Pas besoin de me répéter la leçon, je l'ai très bien assimilée.

Début avril

La nouvelle est tombée sur les téléscripteurs, le Père Noël me convoque le mercredi 16 pour aborder le chapitre de ma reconstruction. Serais-je parmi les finalistes ? Cela m'en a tout l'air. Attention, Maillard. Pas d'affolement. Si ça se trouve, il veut juste discuter à l'avance de ce qu'il prévoit de faire au mois d'octobre. Qui sait ? Rester zen, surtout rester zen.

Mercredi 16 avril

C'est gagné, je suis sélectionnée. La hotte magique me compte parmi les gagnantes du loto super lolo de la fin mai. Le Père Noël ne peut pas encore me dire quel sera le chirurgien qui m'opérera mais il me rassure. Pas d'inquiétude à avoir, ce sont tous des pontes. De toutes façons, au stade où j'en suis il vaut mieux ne pas se poser de question métaphysique et s'en remettre entièrement à ses bons soins. Cependant une petite inquiétude persiste au sujet des diurétiques et d'une contre-indication possible avec une intervention chirurgicale. Il souhaite en parler à l'interniste la prochaine fois que je le verrai. Ça tombe bien, c'est la semaine prochaine.

Vendredi 25 avril

Dialogue surréaliste avec l'interniste. Il m'explique que plusieurs solutions se présentent en ce qui concerne ma prochaine intervention. Soit on arrête les diurétiques avant et dans ce cas on m'opère « gonflée ». Attention, ne pas reprendre les diurétiques après car je risque de « friper ». Soit on garde les diurétiques avant et on les arrête après, là on risque de faire exploser les cicatrices. Soit on m'opère « dégonflée » et on me maintient dans le même état après l'intervention, ce qui éliminerait les risques de flétrissement ou d'explosion.

Sa conversation téléphonique avec le Père Noël s'est résumée à : « Tu la préfères gonflée ou dégonflée ? » Réponse : « Il vous préfère dégonflée ». Avanti les diurétiques !

Là j'ai eu comme un flash, pendant quelques instants je me suis vue en ballon de baudruche.

Samedi 31 mai

Une grosse vache toute molle, je me fais maintenant l'effet d'une grosse vache toute molle. Au loin, j'entends les voix des infirmières : « Allons, un effort madame Maillard, un peu de nerf... Allez, un pas de plus... Non on ne va pas se recoucher... Allez, allez, on va même se laver les dents... »

Voilà que les envies de meurtre me reprennent. Il ne suffisait pas du chimiothérapeute et du brancardier, maintenant je m'attaque aux infirmières. J'ai l'impression que cette opération m'a transformée physiquement et moralement. Tout cela va mal finir. N'ont-elles pas un gramme de pitié à mon égard en voyant dans quelle détresse se trouve mon corps meurtri, que dis-je, déchiré de toutes parts. Telle une grosse pieuvre monstrueuse, j'essaye de franchir les deux mètres qui me séparent de la salle de bains tout en me cramponnant à ces deux malheureuses infirmières qui ont eu l'inconscience de s'attaquer à ce vaste chantier, à savoir me sortir du lit (moi et tous les tuyaux qui s'y rattachent) et m'entraîner jusqu'à la salle de bains ou un tube de dentifrice et une brosse à dents m'attendent. Avec un peu d'imagination, on se croirait au rallye des Mille Lacs. Pour l'instant, on en est plutôt au mur des Lamentations. Je ne sais pas par quel prodige ces deux merveilles de patience qui me portaient à bout de bras ont réussi à m'attirer jusqu'au lavabo, mais en tous cas elles y sont arrivées. Chapeau les filles, vous me donnerez le secret cela pourrait me servir pour plus tard. Encore un des mystères de Curie, un de plus !

Elles m'ont courageusement installée sur une chaise devant le lavabo et mis la brosse à dents dans la main. Je continue de me faire honte. Je n'ai même pas l'énergie de frotter et la mousse du dentifrice me coule dessus. J'aimerais beaucoup que le lavabo se rapproche mais rien n'y fait. Je pleure en même temps que je brosse, ça me soulage. Au bout de quelques minutes de ce triste spectacle, les deux infirmières auront pitié de moi et ramèneront la grosse pieuvre vers son lit.

Cela fait deux jours aujourd'hui que le lolo nouveau est arrivé. Quel périple ! Le Space Mountain à côté, c'est du pipi de chat coupé à l'eau tiède, de la bave de crapaud stérilisée. Je m'attendais à être secouée et je n'ai vraiment pas été déçue. Pendant les deux jours qui ont suivi mon retour du bloc j'ai vraiment pensé que le Père Noël était une ordure. Ce n'est que le troisième jour que sont arrivés les doubitchous[1].

Je me suis même demandé si je n'étais pas carrément folle de m'être lancée dans un tel cataclysme alors que personne, mais vraiment personne, ne me le demandait

---

[1] *Note de l'éditeur : expression tirée du film Le Père Noël est une ordure (1982) de Jean-Marie Poiré avec l'équipe du Splendid.*

(et surtout pas François, qui mourrait de trouille au fur et à mesure que l'intervention approchait).

C'est plus fort que moi, il faut toujours que j'aille me fourrer dans des coups pas possibles alors que rien de m'y oblige. Pendant les vols de nuit à météo douteuse que j'ai pu faire pour préparer ma fameuse qualification IFR, je me faisais déjà les mêmes remarques. En général c'est après que je suis très contente, mais pendant, je suis parfois envahie par le doute. Tout cela ne dure jamais bien longtemps heureusement.

Je me souviens de la visite vespérale du Père Noël et du docteur P. la veille de mon opération : je ne me doutais pas de ce qui m'attendait les deux jours suivants. Dans la bonne humeur et avec une extrême gentillesse, le docteur P. (c'est lui que le sort avait choisi pour se pencher sur mon petit corps) m'a demandé comment je préférais ma cicatrice sur le ventre. Armé de son mètre de couturière et de son feutre, il a dessiné son patron, telle la petite main d'un grand couturier tout en me demandant si le design me convenait. On se serait cru chez Saint Laurent ! J'avoue qu'en découvrant l'ampleur du morceau de bedon qu'ils allaient retirer pour pouvoir fabriquer mon lolo j'ai quand même pris peur. J'ai timidement rappelé au Père Noël que je préférais un lolo plutôt plus petit, espérant ainsi limiter la casse du côté du bedon. Pour une fois le fait d'être ronde allait m'être utile. L'événement est suffisamment inhabituel pour être signalé.

En passant dans le corridor qui nous menait au bloc, j'ai aperçu la régie mise en place pour le tournage du festival du joyeux lolo, impressionnant. Je souhaite au réalisateur d'avoir le cœur bien accroché. D'après les dessins que le docteur P. a laissés sur mon ventre dodu (pour encore quelques minutes seulement) on est dans le registre des grands travaux.

À fond les manettes, on embarque pour la grande secousse. Bonne nuit les petits loups, on s'attend à la sortie.

Au réveil j'ai découvert que la fête était costumée. Ils m'avaient généreusement laissé mon déguisement au retour du bloc, probablement pour faire une entrée plus remarquée à l'étage des soins intensifs, l'étage « turbo ». Je ne sais pas comment les autres étaient déguisées, en ce qui me concerne j'ai eu droit à une panoplie de pompe à essence, vu les multiples tuyaux qui s'échappaient de mon petit corps meurtri.

En plus du super 95 et du super 98, j'ai eu droit à une sonde gastrique, une sonde dans le poumon, un redon[1] dans le lolo nouveau, deux redons dans les abdominaux, une sonde urinaire, un goutte-à-goutte dans le bras droit relié à une grosse boî-boîte dans laquelle débouchait, entre autres, une piqûre automatique de morphine. En

---

[1] *Note de l'éditeur : tube de matière plastique fine percée de nombreux trous à son extrémité laissée dans la plaie opératoire et dont l'autre bout est relié à un flacon permettant une aspiration douce.*

plus de tout cela, ils m'avaient mis un gros tuyau qui crachait une sorte de vapeur poussive sous la narine gauche. J'allais oublier une espèce de doigtier en caoutchouc noir sur mon index droit relié lui aussi à la grosse boî-boîte, qui n'arrêtait d'ailleurs pas de sonner. Je ne sais pas où arrivaient le gazole et le GPL, je n'ai pas eu la force de chercher.

Le bal costumé a duré deux jours. Deux jours de grand bonheur, les fameux deux jours pendant lesquels j'ai haï le Père Noël.

Pendant ces deux jours merveilleux, ils se sont tous succédé à mon chevet et ont tous tâté mon lolo nouveau tel un camembert bien fait. J'étais trop anéantie pour réagir et ils en ont lâchement profité. Franchement, quelles manières ! J'ai compris plus tard qu'ils vérifiaient la bonne vascularisation du « lambeau » (c'est comme cela qu'ils ont appelé mon lolo nouveau, quel romantisme !). Le moindre problème et retour au bloc.

Ouf, tout s'est bien déroulé. Le Père Noël est passé matin et soir pour contempler le chef-d'œuvre. Le docteur P. est également venu surveiller son travail avant de regagner l'Italie. Ca, on ne peut pas dire qu'ils m'aient oubliée. J'étais visitée et tâtée jour et nuit, quel honneur ! À vrai dire, la nuit je m'en serais bien passée. Mais, bon, vascularisation oblige. On ne va pas chipoter.

Après le moment de honte de la grosse méduse qui se lavait les dents, j'ai décidé de ne pas rester sur un échec. Il est vrai que je ne suis pas très fière de moi. Deux jours après une intervention, je devrais quand même être capable de faire meilleure figure et ne pas donner le spectacle pitoyable que j'ai dû donner ce matin dans la salle de bains, vautrée au-dessus du lavabo. C'est décidé, la première infirmière qui vient faire les vérifications techniques d'usage, je lui saute sur le poil et on va jusqu'à la salle de bains. Du cran, Maillard, du cran.

L'heureux élu ne sera pas une mais un infirmier. Quand je lui ai expliqué que je voulais me lever, j'ai senti comme une lueur d'angoisse dans son regard. Quelque chose du genre « il fallait que ça tombe sur moi ». Désolée, c'est la vie. Alors en route pour le grand voyage. Je n'irais pas jusqu'à dire que je me sens des ailes, mais quels progrès depuis ce matin. J'irai même m'asseoir quelques minutes sur le fauteuil. Promis, juré quand François arrive tout à l'heure, on remet ça.

Cette fois-ci je crois bien que les doubitchous sont arrivés. J'entrevois le bout du tunnel en même temps que de bien meilleures relations avec le Père Noël. Nous sommes sauvés.

J'ai également une faim de loup, ce qui est plutôt bon signe. Nous sommes samedi et je n'ai rien absorbé depuis mercredi midi. Les perfusions qui me nourrissent n'arriveront pas à bout de mon appétit féroce. Je n'arriverai même pas à négocier un verre d'eau. En fin d'après-midi, j'irais presque jusqu'à me prostituer pour sucer une vieille serpillière. Je suis tombée bien bas ! Un moment de honte est vite passé, comme dirait ma copine Marie-France.

Dimanche 1er juin

Aujourd'hui, je me lève sans l'aide de personne et j'en suis très fière. Je ferai également ma toilette toute seule. Que de progrès depuis hier. J'irai même jusqu'à pousser la petite promenade piétonne dans les couloirs du service turbo. Je ressemble toujours à une grosse pieuvre avec des tuyaux en guise de tentacules. Look d'enfer.

Depuis mercredi, jour de l'intervention, le Père Noël est passé me rendre visite tous les jours sans exception. Il ne doit pas savoir que les week-end existent. Il faudra que je lui en parle. En tous cas, il a l'air très content du chef-d'œuvre du docteur P. En ce qui me concerne, c'est tant mieux parce que je ferais pas ça tous les jours, comme dirait la célèbre pub.

Aujourd'hui, comme c'est dimanche, il est passé deux fois. Chez lui, le dimanche doit probablement compter double. C'est comme au Monopoly le jour de son anniversaire.

Cet après-midi, avec l'aide de François, j'ai emmené mes trois casiers à homard pour une petite promenade dominicale sur le sentier des douaniers (le troisième étage où j'ai gardé mes attaches, celui de la chirurgie générale, plus communément appelé l'étage « grand tourisme »), où je retournerai bientôt, le jour où le Père Noël décidera que les risques majeurs sont écartés. La pieuvre est en grande forme.

Lundi 2 juin

Preuve évidente, s'il en faut, que les choses vont mieux, mon retour vers l'étage « grand tourisme » est prévu pour aujourd'hui. Pour fêter dignement l'événement je me suis lavée, habillée et pomponnée pour l'occasion. J'ai même poussé le zèle à me faire un shampooing dans le lavabo. Malgré mes nombreuses tentacules, j'ai réussi à me faire le brushing du siècle. La foule des admirateurs du troisième étage n'a qu'à bien se tenir. Quant à moi, je voudrais vraiment effacer le moment de honte de samedi dont je ne tire vraiment aucune gloire.

Quand je pense qu'à une époque, je me moquais de ma voisine de lit en l'appelant Mme Beaubourg. Je n'ai vraiment rien à lui envier. Aujourd'hui, j'expie mes moqueries.

Cela fait maintenant quatre jours que j'ai été opérée et je me verrais assez bien quitter Curie pour aller rejoindre notre petite chaumière à la campagne. Assez gambergé, on se calme. Une fois de plus, les casiers à homard conditionnent ma sortie, alors il me faudra attendre patiemment que les marais s'assèchent. Je n'essaye même plus de négocier les niveaux, c'est peine perdue. Lorsque la plaine sera drainée, à moi les flots bleus et les petits poissons. Rêvons, rêvons, il en restera toujours quelque chose. D'ailleurs le docteur P., en faisant une de ses dernières visites postopératoires, a dit qu'il fallait me faire plaisir, que c'était très important pour la malade que j'étais. Il a même parlé de jus de fruits frais alors que j'aurais vendu mon âme pour un malheureux verre d'eau. Je ne lui en veux pas trop pour l'histoire du jus de fruits mais je garde très présente à l'esprit la notion de plaisir à laquelle je me cramponne farouchement.

Je suis maintenant complètement réconciliée avec le Père Noël, qui n'est finalement pas l'ordure que j'ai pu imaginer dans le moment d'égarement qui a suivi mon intervention. Il m'est d'ailleurs très agréable d'entendre des compliments à son égard par tout le personnel soignant travaillant à ses côtés. Cela aussi est un aspect appréciable et rassurant pour le malade. Ici on n'évolue pas sur un champ de mines mais plutôt dans un environnement où l'essentiel prend le pas sur les prérogatives de chacun ou bien encore sur les petites querelles intestines finalement assez courantes dans ce type de service. Bravo Père Noël, ils disent tous que c'est super de travailler avec vous parce que vous prenez le temps de connaître les gens qui vous entourent, de leur expliquer le pourquoi du comment et que vous laissez également une grande part à la gentillesse et au respect dans vos rapports quotidiens. Je vous adresse donc ici solennellement mes remerciements. Pour les délais de livraison vous n'êtes pas terrible mais pour le reste vous êtes au petit poil.

Le transfert entre l'étage « turbo » (les soins intensifs) et l'étage « grand tourisme » (la chirurgie générale) se fera dans la franche bonne humeur. Notre petite infirmière de service s'est mise à la proue et a tiré le lit. Moi j'étais derrière, prenant appui sur le lit tout en faisant le bruit de la sirène des pompiers pour signaler la présence d'un convoi exceptionnel. Équipe bien organisée. Pourtant à l'ascenseur on s'est fait gratter par un autre lit qui arrivait de la gauche. Le refus de priorité aurait pu être sanglant. Heureusement notre chef de convoi avait de bons réflexes. Ouf ! Avant de partir il faudra quand même que je signale à la surveillante de l'étage le non-respect du code de la route au sein de son service. Nous n'avons pas fait de constat mais ça n'est pas une raison pour que cela recommence. Heureusement au troisième la circulation était fluide et nous avons regagné mon petit boudoir dans la joie et la bonne humeur. On a bien rigolé et c'est toujours ça de pris sur l'ennemi.

Vendredi 6 juin

Après quatre jours passés à me faire dorloter par l'équipe « grand tourisme », il est temps que je laisse la place à quelqu'un d'autre. Grâce à la gentillesse, à la patience et au professionnalisme de tous, qu'il s'agisse des soins intensifs ou de la chirurgie générale, j'ai fait des progrès fulgurants. Même le kiné n'en reviendra pas lorsqu'il me fera souffler dans son alcotest. Quelque chose pour mesurer le débit de l'air qui sort de mes petits poumons. Les résultats sont meilleurs après l'opération qu'avant. Il dit qu'il n'a jamais vu ça et me fait recommencer prétextant que l'appareil n'avait peut-être pas été remis à zéro. Peine perdue, c'est toujours aussi bon. Moi, je dis tout simplement que c'est le bonheur qui me remplit les poumons, alors forcément il faut bien qu'il s'échappe quelque part. Pourquoi pas dans son alcotest. Ses massages ont dû me faire un bien fou, la preuve… je pars plus tôt que prévu.

Ce matin, c'est fête. La surveillante de l'étage m'a apporté des croissants chauds pour accompagner mon petit déjeuner. Sachant que j'aimais le bon vin, notre kiné préféré m'a apporté une bouteille de château-pavie. Arrêtez, arrêtez, je vais encore pleurer de joie et l'étage sera menacé d'inondation. Je suis sur un petit nuage et toute cette gentillesse qui m'entoure me remplit d'émotion. Comme d'habitude François est à mes côtés et partage ma joie. Le voilà certainement soulagé maintenant que ce gros morceau est passé. Le pauvre, je suis consciente de lui avoir fait vivre des moments difficiles, mais je suis tellement contente d'avoir à nouveau deux lolos que j'espère qu'il ne m'en voudra pas trop.

Dernier virage avant d'entamer la finale. Les données météo qui m'ont été transmises par le contrôle sont excellentes. Le vent est calme. La pleine lune est somptueuse. Numéro un pour l'atterrissage, lentement j'entame ma finale. Les gaz sont réduits, le train est sorti. C'est du velours. Le balisage de piste me tend les bras. En douceur, j'arrondis et j'entends à peine le petit « pouf » du toucher des roues. Je réduis la vitesse et me dirige sereinement vers le taxiway qui me ramène au parking. Le plan de vol est bouclé et je dis poliment au revoir et merci aux contrôleurs. Les gaz sont coupés et moi je suis de retour d'un long et beau voyage. Quel beau vol !

C'est maintenant l'heure du bilan

Cette année que je viens de vivre vaut les plus beaux plans de vol du monde. À tous les égards. Tout au long de ce périple, j'ai rencontré des gens passionnés et passionnants. Chacun à sa façon m'a apporté beaucoup, et moi, sans vergogne, j'ai abusé de tous ces bienfaits sans jamais me limiter. J'ai l'impression de m'être grandie à leurs côtés en capitalisant sur toutes les bonnes choses qu'ils ou elles ont bien voulu me donner.

Grâce à tous ces « aiguilleurs du ciel » qui m'ont tant aidée, j'ai pu traverser des conditions météorologiques parfois bien hostiles, des turbulences qui m'ont copieusement secouée. Avec leur présence et leurs conseils, j'ai pu anticiper et porter remède à la plupart des incidents de parcours. Mais c'était moi qui étais aux commandes et cela, c'est formidable. Je l'avoue honteusement, j'en tire une grande fierté.

Ce vol, je ne suis pas près de l'oublier. J'espère qu'il m'a rendue un peu meilleure que je ne l'étais au moment du départ. Seul mon entourage pourra le dire. En ce qui me concerne, j'ai le sentiment d'avoir acquis une grande sérénité et de voir les choses sous un autre éclairage.

J'avais déjà de bonnes relations avec le bonheur, on frise maintenant la passion.

Je ne souhaite à personne de rencontrer Marcel sur son chemin, mais je souhaite sincèrement à celui ou celle à qui cela pourrait arriver d'en tirer profit autant que j'ai pu le faire moi-même. J'ai rencontré à Curie une médecine intelligente. Une médecine où les médecins ne font pas de l'abus de pouvoir avec leur savoir. Une médecine où les médecins et l'ensemble du personnel soignant prennent le temps d'écouter le malade, de lui expliquer ce qui lui arrive avec des mots qu'il saura comprendre, de l'emmener à travers une démarche positive vers une guérison possible. De lui signaler qu'il est là pour l'aider sans jamais l'envahir ou l'infantiliser, d'anticiper ses attentes autant que faire se peut.

Lors de mes deux premières opérations, à savoir l'ablation de la tumeur puis l'ablation du sein tout entier, j'ai beaucoup plus eu besoin de réconfort moral que physique. À tous les instants, j'ai pu trouver cette aide lorsque j'en ressentais la nécessité. Lors de ma troisième intervention, celle de la reconstruction, les données n'étaient plus les mêmes. Il s'agissait là d'une démarche volontaire et positive de ma part, démarche à laquelle je m'étais préparée comme un athlète pourrait se préparer en vue d'une compétition. Il s'agissait également d'une opération que je considère personnellement comme plus lourde physiquement et dans ce cas, la situation étant inversée, c'est de ce soutien dont j'avais besoin. Là aussi, je l'ai eu et je ne pense pas que cela ait aggravé considérablement le trou de la Sécu, bien au contraire puisque, grâce à cette médecine intelligente, mon temps d'hospitalisation a pu être ainsi réduit au minimum en vigueur pour ce type d'intervention.

La morphine qui m'a été prodiguée en continu pendant les trois jours qui ont suivi ma dernière intervention m'ont évité de souffrir inutilement. Les massages qui m'ont été dispensés pendant mon séjour aux soins intensifs pour éviter les esquarres et ceux qui m'ont été faits par la suite pendant les quelques jours qui ont précédé ma sortie m'auront permis de mieux respirer et de détendre mes muscles meurtris. Tous ces « plus » ont, sur le moment, grandement amélioré mon confort et, par la suite, certainement facilité ma convalescence.

Père Noël, ce petit journal de vol vous est dédié. C'est ma façon à moi de vous dire merci. À vous et à toutes ces personnes merveilleuses qui vous entourent. Celles dont je ne dirai jamais assez de bien.

On se téléphone à Noël, promis.

Béatrice

Post-scriptum

Le 18 décembre au matin, le Père Noël, avec ses petits doigts de fée, a mis la dernière touche au miracle démarré le 29 mai. Dans sa hotte, j'ai trouvé « deux petits lolos menus et joyeux pointés vers le ciel » à l'image de ceux que je lui avais commandés dans ma lettre. Le miracle s'est produit au bloc opératoire du deuxième sous-sol de Curie. Point n'a été besoin de se rendre à Lourdes. Pendant trois heures, notre artiste a minutieusement fignolé le superbe travail entamé quelques mois auparavant par le docteur P. Il a assuré les finitions du lolo neuf et retouché le lolo ancien pour que tous les deux vivent en harmonie. Pour mon bonheur, le réveil a été beaucoup moins dur qu'au mois de mai. Comme d'habitude, j'ai été merveilleusement entourée. Comme d'habitude, le Père Noël est venu me voir tous les jours pour prendre de mes nouvelles et vérifier que tout se passait bien. J'ai quitté Curie le matin du 24 décembre avec mes superbes lolos nouveaux, après avoir fait une grosse bise au Père Noël. J'étais tellement heureuse que je n'ai pas pu résister à l'envie de lui sauter au cou. J'espère qu'il ne me tiendra pas rigueur d'une telle familiarité, mais il comprendra sûrement qu'il est parfois des envies violentes auxquelles il est bien difficile de résister. Que voilà un bien beau conte de Noël !

Imprimé en France
en région Centre.
IMPRIMERIE DURAND 28600 LUISANT

Dépôt légal : mars 1999